(Conseur le Conseiller)

A. BUÉ

LA VIE (8)

ET

LA SANTÉ

OU

LA MÉDECINE EST-ELLE UNE SCIENCE

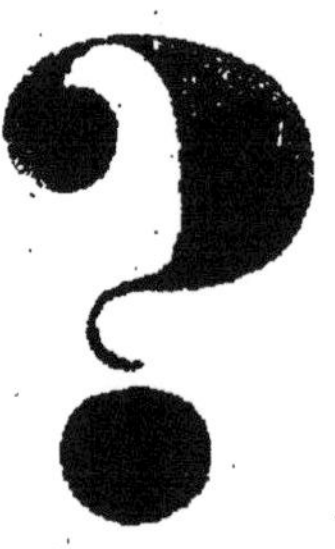

PARIS

AUGUSTE GHIO, ÉDITEUR

Palais-Royal, 1, 3, 5, 7, Galerie d'Orléans

—

1882

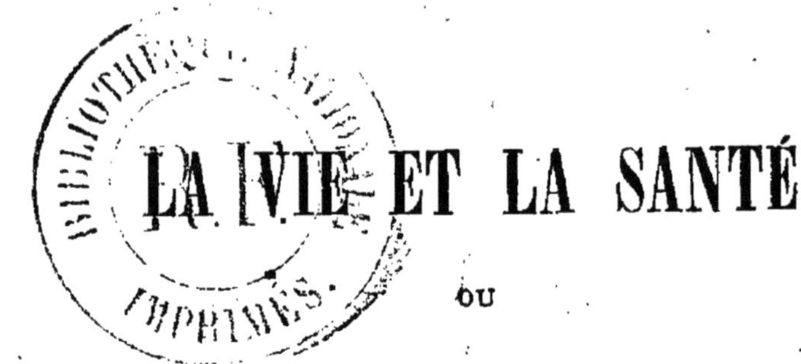

LA VIE ET LA SANTÉ

ou

LA MÉDECINE EST-ELLE UNE SCIENCE?

Te 14 58

POITIERS. — IMPRIMERIE GÉNÉRALE DE L'OUEST.

PARIS, 103, RUE MONTMARTRE.

A. BUÉ

LA VIE

ET

LA SANTÉ

OU

LA MÉDECINE EST-ELLE UNE SCIENCE

?

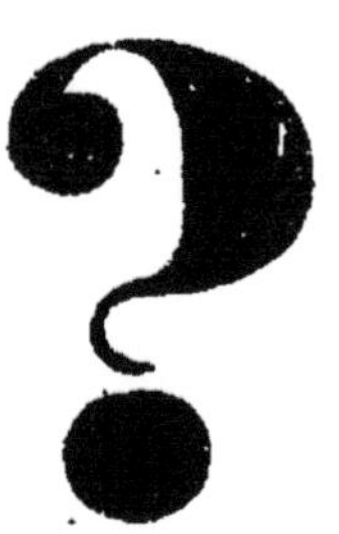

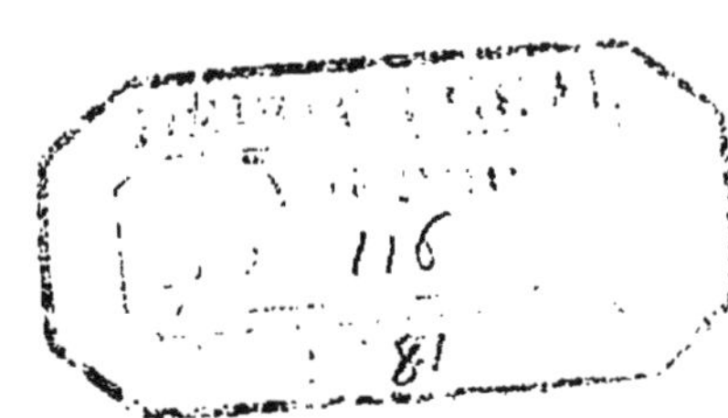

116
81

PARIS

AUGUSTE GHIO, ÉDITEUR

Palais-Royal, 1, 3, 5, 7, Galerie d'Orléans

1882

« La médecine n'est point une science ; c'est
» un assemblage informe d'idées inexactes, de
» moyens illusoires, de formules aussi bizarre-
» ment conçues, que fastidieusement assem-
» blées », écrivait Bichat au commencement de
notre siècle.

Broussais, Bouchardat, Fodera, Malgaigne,
Marchal de Calvi, Chomel, Bérard, Valleix et
tant d'autres, soit dans leurs discours, soit dans
leurs écrits, font chorus avec Bichat.

Ces éminents professeurs, ces praticiens émé-
rites n'hésitent pas à avouer qu'en médecine :

il y a absence complète de doctrines scientifiques, absence de principes dans l'application de l'art, empirisme partout !

Et, cette profession de foi, qui peut paraître au moins étrange dans la bouche de ces savants docteurs, qu'une longue expérience a dû éclairer, est, en quelque sorte, un cri de désespoir et de découragement, arraché à leur loyauté par la plus triste des vérités.

La plupart des méthodes curatives offrent des résultats déplorables, dit le professeur Louis, en pleine séance académique.

Aucune science humaine, s'écrie le professeur Rostan, *n'a été et n'est encore infectée de plus de préjugés !*

Il n'y a plus en médecine ni PRINCIPE, ni FOI, ni LOI ! écrit, dans la *France médicale et pharmaceutique,* Marchal de Calvi, professeur agrégé de la Faculté de Paris.

Voilà le jugement porté sur la médecine par ceux-là mêmes qui l'ont étudiée et qui l'ont exercée avec le plus de talent; Van Helmont avait donc bien raison de dire : *La médecine n'avance pas, elle tourne sur son axe.*

A quoi tient cet état de choses ?

M. le docteur Bouchut, dans la préface de son ouvrage : *La vie et ses attributs*, répond à cette question.

« Il est regrettable, dit-il, que la science se
» soit perdue dans les décombres de l'organi-
» sation qu'elle avait pour but de faire con-
» naître. Elle a lâché la proie pour l'ombre.

» Égarée dans les détails de la composition
» des tissus et de leurs principes médiats et
» immédiats, de la structure de leurs éléments
» anatomiques, de la conformation et du méca-
» nisme des organes, des propriétés organiques
» et de l'histoire naturelle des fonctions , *elle a*
» *trop négligé l'étude de l'ensemble, c'est-à-dire*
» *les lois générales de l'être organisé.*

» Sans guide, au milieu des innombrables
» documents amassés par la patience des obser-
» vateurs et incapable de les grouper méthodi-
» quement, elle marche à l'aventure au travers
» de ses connaissances acquises. La bonne route
» semble perdue pour elle.

» On ne saurait trop déplorer les conséquences
» de cette méthode, car si l'observation atten-

» tive de la structure et du mécanisme des êtres
» vivants est indispensable aux progrès de la
» science médicale, la raison qui éclaire ces
» observations, qui les classe et qui en déduit
» les lois générales, n'est pas moins nécessaire
» à la grandeur de l'œuvre scientifique. »

Cette déclaration donne bien le mot de la situation ; si, en effet, la médecine au lieu d'avancer continue à tourner sur son axe comme du temps de Van Helmont, c'est qu'elle persiste à négliger les lois qui régissent l'être organisé, qu'elle s'égare dans les détails, au lieu de juger par l'ensemble, et qu'elle reste sur le terrain de l'empirisme et du matérialisme.

L'empirisme et le matérialisme qui ne distinguent pas entre la vie et la mort, et qui prétendent tout expliquer par la physique, la mécanique et la chimie, donnant ainsi une explication morte des choses vivantes.

L'empirisme et le matérialisme qui nient la vie, la force vitale qui en découle, et ravalent l'homme à l'état de machine articulée.

L'empirisme et le matérialisme enfin, qui, au lieu de tenir compte de ce dynamisme vital qui remplit et meut tout, engendre, conserve, développe et renouvelle, ne voient rien au-delà de la fibre et de l'organe, et se contentent d'étudier la vie dans la mort, en fouillant le cadavre, avec le scalpel, sur la table de dissection.

Aussi, quel tableau l'histoire des doctrines médicales nous fait-elle de la médecine ?

Elle nous la montre, esclave des fluctuations de la mode, comme l'art le plus vulgaire, édifiant systèmes sur systèmes, obéissant à la spéculation la plus arbitraire, et reflétant toutes les fantaisies et les excentricités du cerveau humain.

Nous la voyons, dans le principe, fille de l'ignorance primitive et guidée par le gros bon sens, n'admettre qu'un guérisseur : la nature ! C'est ce qu'on appelait la médecine d'*expectation*.

Ce fut l'âge d'or des malades ; on n'en faisait pas alors des patients.

Cette période fut relativement courte ; on attribua bientôt les maladies à des causes imaginaires, et une multitude de systèmes naquirent du trouble des idées ; ce furent: l'empirisme de Pythagore, d'Empédocle et d'Hippocrate ; le dogmatisme de Platon et d'Aristote ; le stoïcisme de Zenon ; puis le pneumatisme et le méthodisme avec les théories d'Asclépiade, de Thémison et de Celse, auxquelles succède le système humoral de Galien.

Le chiffre 4 semble être le nombre cabalistique de l'époque. On admet 4 éléments : le feu, le fer, la terre et l'eau ; 4 qualités : le chaud, le froid, le sec et l'humide ; 4 humeurs cardinales : le sang, la bile, la pituite et la mélancolie.

On peut dire que ce fut *l'âge de fer* des malades ! pendant plus de quatorze siècles qu'il dura, on les mit littéralement à la torture ; M. le docteur Aubry, dans son *oracle de Cos*, nous donne un aperçu du traitement qu'on leur faisait subir.

Dans les maladies tant aiguës que chroniques, on s'appliquait à bien fatiguer les malades pendant trois jours ; on les exposait pour cet effet à une grande lumière ; on les empêchait de dormir ; on leur faisait endurer la soif, sans leur permettre seulement de rincer la bouche ; on les faisait porter d'un lieu dans un autre ; on les faisait balancer dans des lits suspendus ; on leur prescrivait beaucoup de frictions ; et, après les avoir ainsi bien fatigués pendant trois jours; on commençait à les traiter le quatrième.

C'est de ce temps que datent les fameuses cures, dites *cures à la faim*, dans lesquelles on soumettait les malades à une diète absolue; on appelait ce traitement le *diatriton*.

Le diatriton n'était qu'une demi-épreuve à côté de celle qu'on désignait sous le nom de *re-corporatio* ou *métasyncrise*, et par laquelle on avait la prétention de remettre les gens complé-tement à neuf.

Pour procéder à cette opération, on commen-çait par faire vomir le malade avec l'ellébore blanc, ou quelqu'autre drogue, et on le mettait à la diète; le patient, placé alors entre les mains de personnes instruites dans l'art de la gymnas-tique, était exercé pendant la durée de la cure, à pied, à cheval, en voiture : on ne lui laissait pas un instant de repos ni de sommeil, et on l'exci-tait à chanter et à crier à tue-tête. Quand on le voyait par trop affaibli par ces exercices, on lui permettait de prendre quelques jours de repos avec une nourriture convenable, puis on recom-mençait le traitement, alternant ainsi jusqu'à ce que l'on eut obtenu la guérison..... ou la mort !

Le système humoral, qui, de tous les systèmes, est certainement le plus absurde au point
de vue théorique et le plus cruel dans l'application, fut — c'est triste à dire — celui qui résista
le mieux aux caprices du temps, et, malgré les
nombreuses luttes qu'il eut à soutenir, les discussions qu'il souleva, on le vit persister et re-
paraître à toutes les époques : l'évacuation et
la coction des humeurs se rencontrent au fond
de toutes les méthodes; c'est la médecine de
M. Purgon.

Un instant, la découverte de la circulation
tourne les esprits vers de nouvelles spéculations.

Le mécanisme du cours du sang, l'étude de
la structure du cœur et de ses vaisseaux, fixent
l'attention des hommes de l'art. Le cœur apparaît comme le centre de l'action vitale; on rap-
porte tout à lui et au sang qu'il est chargé de
répartir dans l'organisme; les maladies sont
attribuées à la force ou à la faiblesse de con-
traction de cet organe, et les théories médicales
se basent exclusivement sur la mécanique et
l'hydraulique.

Mais la découverte de la chimie vient faire
diversion, en faisant naître le *chimisme*.

Dans ce nouveau système, il n'est plus question que d'ébullitions, de fermentations, de dépurations ; c'est la médecine de Paracelse. L'école chimiatrique donne un curieux exemple des égarements de la médecine, en préconisant, comme règle d'hygiène destinée à prolonger la vie, des prescriptions de ce genre : « fumer con- » tinuellement pour favoriser la circulation ; » prendre sans cesse du thé ou du café pour » liquéfier le sang ; se servir d'opium toutes les » fois qu'on se sent indisposé ! »

Le chimisme cède bientôt le pas à l'*animisme ;* ce ne sont plus ni la mécanique ni la chimie qui président aux fonctions de la vie, c'est l'âme. L'âme devient exclusivement le régulateur du corps ; mais, comme les théories religieuses proclamaient l'âme indépendante des organes, on inventa une âme matérielle : l'*archée* et ses subalternes.

Les méthodes de Van Helmont, Boerhaave, Stahl se succèdent.

Puis, après l'animisme, le *solidisme* d'Haller ; après le solidisme, le *dynamisme* ; mais le dynamisme matériel, où tout réside en un excès ou un défaut de force, qu'on combat par les débilitants ou les fortifiants : c'est la médecine d'Hoffmann, de Cullen et de Brown.

La botanique, si peu connue jusqu'alors, devient une science qui donne l'idée des classifications ; on assimile à cette méthode l'art de guérir, et on se met à classer les maladies comme les minéraux, les plantes et les animaux, au moyen de caractères constants ; c'est le nosologisme de Sauvages.

Soudain, le vent tourne aux premières données de la science, on revient à Hippocrate et à Galien, et sans doute en souvenir des quatre humeurs cardinales, on invente les quatre éléments, le bilieux, le muqueux, le nerveux et l'inflammatoire.

On combat le bilieux par les vomitifs, le muqueux par les purgatifs, le nerveux par les antispasmodiques, l'inflammatoire par les saignées ; on ressuscite la *métasyncrise*, en saignant à blanc.

La médecine a donné son premier tour de roue, et l'on se retrouve au point de départ ! Même incertitude, même obscurité, mêmes errements !

Cependant, l'anatomie et la physiologie ont progressé; fatigués de toutes ces vaines spéculations qui maintiennent l'art de guérir dans une situation si désolante, les médecins se tournent vers ces nouvelles données scientifiques, qui semblent devoir aider à déchirer le voile, qui couvre la vérité; on fouille le cadavre avec ardeur; on espère y trouver le secret de la vie; tous les faits de la pathologie s'expliquent alors par les altérations cadavériques; cette nouvelle fantaisie donne naissance à la secte des *anatomo-pathologistes*.

Ce n'est pas encore là le chemin qui doit mener à la lumière, on s'en aperçoit bien vite et l'espoir un instant conçu s'évanouit; l'obscurité scientifique devient plus profonde; tout est remis en doute, tout est de nouveau soumis à l'observation; chacun tire du passé ce qu'il peut pour se faire une méthode; toutes les opinions médicales ont cours.

Cette période, où chacun fouille dans l'amas de décombres entassé par les siècles, s'appelle la période de *l'Éclectisme*.

Voilà où nous en sommes.

*
* *

Le progrès s'est fait autour de nous dans les sciences ; seul, l'art de guérir est resté stationnaire.

L'astronomie a rejeté depuis longtemps la cosmogonie des livres saints et les erreurs de l'astrologie. Quand on nous parle du firmament solide, du premier mobile et du ciel empyré, et qu'on nous dit que le soleil tournait autour de la terre, nous sourions aux conceptions enfantines de nos premiers pères.

En médecine, nous en sommes toujours aux principes d'Hippocrate et de Galien, et, malgré la lutte engagée depuis des siècles entre tous les systèmes que la fantaisie a édifiés, nous n'avons pas encore réussi à nous affranchir de l'idée empirique et matérialiste qui les domine tous.

Chaque jour nous entendons parler, sans rire, de palliatifs, de résolutifs, de détersifs, de dérivatifs, d'anti-sceptiques, de laxatifs, de vomitifs, de purgatifs, de dépuratifs, de sudorifiques, d'hydrogogues et d'emménagogues.

Nous nous laissons conter que, de *deux dou-leurs simultanées mais non dans le même lieu, la plus forte obscurcit l'autre* (aphorisme 46 du livr. II. d'Hippocrate) et nous suivons docile-ment un traitement qui nous permet de troquer un mal de tête anodin contre des hémorrhoïdes affolantes. C'est la théorie du dérivatif.

Malgré l'opinion hautement émise par bon nombre de médecins, — M. le docteur Taxil entre autres, qui pense « que la saignée devrait être considérée par la loi civile comme une ten-tative de meurtre et punie en conséquence » — on nous fait croire encore qu'il y a des cas où il est absolument nécessaire de nous tirer du sang.

On nous fait avaler du fer quand nous sommes anémiques, sans doute parce que l'histoire rap-porte que certain médecin d'Argos, du nom de Mélampus, guérit d'impuissance Iphicus, fils de Philacus, prince de Thessalie, en lui faisant boire du vin dans lequel on avait laissé infuser le couteau qui servait à égorger les victimes sa-crées.

Nous nous laissons flegmatiquement empoisonner par l'iode, le mercure, l'opium, la digitale, la morphine, la belladone et la quinine, quoique nous ayions lieu de constater journellement les désordres produits dans l'organisme par l'abus de ces substances nuisibles.

Nous souffrons enfin que, sous le vain prétexte de nous rendre la vigueur et la santé, on nous brûle brutalement jusqu'aux os, comme au bon vieux temps de la question, avec le moxa, l'acide sulfurique et le fer rouge.

Une science, qui proclame cet axiome barbare : *ce que le médicament ne guérit pas, le fer le guérit ; ce que le fer ne guérit pas, le feu le guérit ; ce que le feu ne guérit pas doit être regardé comme incurable* (aphorisme 6 du liv. VIII d'Hippocrate) peut-elle être appelée l'art de guérir ?

Que dire d'une science qui, au lieu de faire appel à la vie pour réparer les désordres de la vie, attente par des procédés meurtriers à la vitalité si précieuse de nos organes ;

Qui enseigne qu'on peut impunément verser le sang ; nettoyer, stimuler le tissu des muqueuses, et porter le fer ou le couteau au plus profond des muscles ;

Qui confond les effets avec les causes ; prescrit des traitements locaux là où il faudrait remonter à l'origine du mal ; fait de la maladie une sorte d'entité fictive et conventionnelle, et s'amuse à classer méthodiquement les affections morbides au lieu de les guérir ;

Qui, par absence complète de doctrine et de principes, permet aux praticiens de se lancer dans quelqu'une de ces excentricités qu'on est convenu de couvrir du nom de spécialités et qui ont pour but de prôner une panacée quelconque.

Pour celui-ci, ce sont les eaux minérales — la cure des médecins à bout de science — dont le plus grand avantage pour les gens du monde est de remplacer la cure aux purgatifs.

Pour celui-là, c'est l'hydrothérapie que l'on nie avoir jamais guéri une diathèse morbide et que Hufeland regardait comme le meilleur moyen de s'inoculer prématurément la vieillesse.

Pour d'autres, toute la science médicale se résume en quelques flacons, un seul parfois, (le

remède à la mode, le bromure de potassium,
par exemple), que les pharmaciens eux-mêmes
montrent ironiquement comme l'arsenal dans
lequel les médecins puisent pour guérir tous les
maux.

Que dire également de la pharmacologie avec
ses remèdes spécifiques composés?

Y a-t-il rien de plus absurde que cette association fantaisiste de substances hétérogènes
que M. Forget, dans ses principes de thérapeutique générale, représente plaisamment comme
une décharge à mitraille dont quelques éclats
peuvent, par un heureux hasard, frapper l'ennemi!...... oui, mais s'ils frappent le malade,
ajoute-t-il?........

Quoi! lorsqu'il est si difficile d'apprécier l'effet
d'une seule substance sur l'organisme, on a la
prétention de vouloir indiquer et prévoir l'effet
de ces combinaisons bizarres prescrites par le
codex, ce formulaire magistral sur lequel l'illustre praticien, M. le professeur Rostan, ne
craint pas de s'exprimer en ces termes violents : « *Est-il possible de n'être pas rebuté par*
ces DÉGOUTANTES ABSURDITÉS, *et ne devrait-on pas*
renvoyer ces SOTTISES SURANNÉES *au* XVe *siècle?* »

C'est là, en effet, une négation absolue des lois qui régissent les forces de la nature et notre organisme! C'est une ignorance manifeste des effets dynamiques et de l'action vitale !

Tout esprit soucieux du bien de l'humanité et de la marche du progrès peut-il ne pas s'attrister d'un tel tableau!

Cette science, si arriérée, si imparfaite, voilée encore de tant de grossières erreurs, ne l'oublions pas, est la science de laquelle dépendent et notre santé et la durée de notre existence! A ce titre, n'est-il pas intéressant pour nous de nous préoccuper de ce qu'elle est et de ce qu'elle devient?

Eh bien ! c'est à peine si l'on s'inquiète de cet état de choses.

On rit, on plaisante entre temps — quand on se porte bien — de la médecine et des médecins; puis, lorsque la maladie met sur nous sa main de fer, on ferme les yeux et l'on se remet, pieds et poings liés, à la merci du premier praticien venu et de sa science problématique.

Et, singulière anomalie, nous si méfiants et si âpres dans la défense de nos intérêts et de notre bourse, nous livrons sans défiance aucune, avec une sorte de placide indifférence, notre vie et celle des êtres qui nous sont le plus cher, à toutes les incohérences d'une science erronée, et aux essais d'une main plus ou moins téméraire !

Où donc est la vérité ?

J'avoue que, frappé de l'insuffisance d'une science dont nous avons un si constant besoin, j'ai cherché la vérité avec ardeur autour de moi, non pas a un point de vue purement platonique pour me faire une opinion, mais dans un but pratique et dans l'intention de remédier à une insuffisance que je trouvais dangereuse pour moi et les miens.

Après vingt années d'expériences, poursuivies avec l'infatigable persévérance que peut seul donner le désir sincère de s'instruire, je me permets de formuler une appréciation que je compte appuyer plus loin sur des faits.

La médecine, selon moi, ne peut songer à sortir de l'impasse où elle est qu'en abandonnant ses théories empiriques et se mettant résolûment sur le terrain du dynamisme vital.

Pour devenir une science réellement utile et pratique, et rendre à l'humanité les services que cette dernière a le droit d'attendre d'elle, il faut qu'elle recherche les lois de la vie, et qu'elle fasse exclusivement appel à la vie pour réparer les atteintes portées à la vie.

Il faut qu'elle reconnaisse en nous la puissance immatérielle qui nous domine.

Qu'on appelle cette puissance âme, principe vital, énormon, pneuma, psuké, anima, spiritus, il est certain que, malgré ces désignations diverses, il est une force, une et indivisible, qui préside à toutes nos fonctions.

Cette force est l'élément primordial de tout organisme humain, le souffle qui, dès la première évolution de l'être, apparaît dans la conception, forme, développe, nourrit l'être, sert de médiateur à son activité corporelle, et répare les brèches faites à l'enveloppe matérielle par les forces extérieures coalisées.

C'est à elle seule qu'on peut faire appel pour rétablir notre santé troublée.

C'est notre agent réparateur par excellence.

Et, pour bien dire, nous n'avons qu'un médecin, et ce médecin, c'est la vie !

En dehors de cela, il ne peut y avoir que fantaisie et arbitraire !

Un rapprochement expliquera mieux encore ma pensée.

En acoustique il est convenu qu'une *tonalité* n'existe que par la dépendance très exacte des résonnances multiples employées sous la direction d'un mouvement équilibrant unique qu'on appelle *tonique.*

Aussitôt qu'un *déterminatif* survient, l'équilibre se rompt et la tonalité est brisée.

La vie n'est pas autre chose qu'une tonalisation plus ou moins correcte de tous les éléments qui constituent notre être ; et cette tonalisation persiste — à l'exemple de la tonalité acoustique — tant qu'une cause accidentelle prépondérante ne vient pas en troubler l'équilibre.

La médecine est toute entière dans cette simple loi des résonnances :

La tonalité parfaite, c'est l'équilibre harmonique, la santé.

La rupture de cet équilibre par la prépondérance d'une cause fortuite, *d'un déterminatif*, c'est la maladie.

Le retour à l'équilibre par cessation de l'effet déterminatif, c'est la guérison.

L'action médicale ne doit avoir qu'un but : tendre à ramener l'harmonie des vibrations vitales, en faisant appel à la force dominante et génératrice qui, seule, peut refaire la tonalité un instant brisée.

Tout se résume en une action dynamique.

Considérer la vie comme la force médicatrice à laquelle on doive faire appel pour rétablir l'équilibre des forces vitales, n'est pas chose nouvelle.

A toutes les époques et malgré les nombreuses combinaisons médicales inventées par l'esprit humain, c'est toujours, en dernière analyse, sur la réaction vitale qu'on a le plus sérieusement compté pour obtenir la guérison.

Du temps d'Hippocrate, on disait déjà : *Natura est morborum medicatrix.*

« Ce n'est pas nous qui guérissons, dit Broussais, mais les lois de l'économie ; aussi faut-il être avant tout le ministre de la nature, car c'est elle notre premier « maître ».

« La maladie n'est pas autre chose que l'effort que fait la nature pour éloigner à tout prix la matière malade du corps humain et pour son plus grand bien », dit Sydenham.

« Toutes les guérisons s'opèrent par la force de la nature, conséquence de la réaction », dit le docteur Wolf.

Et le célèbre Stahl était si profondément convaincu que c'est la nature qui guérit et non le remède, que dans les dernières années de sa pratique, il n'ordonnait plus que quelques grains de sel marin contre toute espèce de maladie.

L'un des plus célèbres médecins de la ville de Munster ne donnait à ses malades que des pillules de mie de pain.

Enfin, le docteur James Johnson devant l'insuffisance des moyens que possède la science pour guérir, ne peut s'empêcher de s'écrier avec amertume :

« C'est ma conviction bien sincère et le ré-

sultat de nombreuses observations et de médi-
tations, que, s'il n'y avait sur la terre ni médecins, ni chirurgiens, ni pharmaciens, ni un seul
médicament, il y aurait moins de malades et
moins de cas de mort ».

A chaque pas, dans les cours des Ecoles,
dans la pratique, dans les livres des praticiens,
quelle que soit leur méthode, nous trouvons ce
sentiment de défaillance si nettement exprimé
par M. le docteur James Johnson.

Les médecins, en général, ont une médiocre
confiance en leur science.

Ceux qui se laissent aller à suivre les prescriptions du Codex, au lieu de fortifier la force
vive de l'organisme contre l'action hostile
qu'elle subit, et d'aider cette force à prendre le
dessus, entravent la nature par des moyens violents en voulant faire mieux qu'elle.

Et les plus sages, les plus prudents, disons
même, les plus habiles, sont ceux qui, déses-
pérant de leur science, attendent tout de la
nature.

Est-ce à dire que la méthode, dite d'*Expec-*

tation, doive être la seule admise en fait de doctrine médicale ?

Non. La nature, livrée à ses propres ressources, n'est pas toujours capable d'agir efficacement et de chasser l'ennemi qui a envahi l'organisme. Il est absolument indispensable, dans la plupart des cas, de venir à son aide et d'exercer une action combinée pour appeler la réaction vitale et lui permettre de se manifester.

Mais par quel moyen arriver à ce résultat ?

L'École officielle n'en indique aucun, et ceux de ses plus humbles disciples comme de ses plus doctes maîtres, qui implicitement reconnaissent l'efficacité de la réaction vitale, ne disposent d'aucun procédé pour la provoquer sûrement, et sont réduits à cette impuissance manifeste de se voir contraints à tout attendre du hasard.

Il existe cependant un moyen d'action infaillible pour faire appel aux forces de la nature décoordonnées, les ramener à l'équilibre et les obliger à reprendre sur l'organisme la puissance directrice qu'elles avaient perdue par suite d'une cause désorganisatrice quelconque.

Ce puissant moyen d'action, c'est le *magnétisme !*

Parmi les nombreux essais que j'ai faits de ce remarquable agent de la nature, essais qui tous ont pleinement réussi, je vais citer les cas les plus propres à fixer l'attention.

LE MAGNÉTISME DANS LES AFFECTIONS EXTERNES.

On pense généralement (et les partisans des pratiques magnétiques eux-mêmes sont portés à partager cette erreur), que le magnétisme n'a d'efficacité réelle que dans les maladies nerveuses.

L'influence directe de cet agent sur le système nerveux a pu, en effet, tromper les expérimentateurs sur les limites de sa puissance ; j'ai voulu fixer mon jugement sur ce point, et je me suis tout particulièrement attaché à étudier les effets du magnétisme dans les affections étrangères aux troubles ou aux lésions du système nerveux.

J'ai choisi, pour mes observations, les cas où

les organes profondément atteints ne laissaient aucun doute sur la nature du mal ; et c'est ainsi que, par des faits constants et indiscutables, j'ai pu acquérir la conviction que le magnétisme n'agit pas partiellement sur l'organisme humain, mais opère sur les sources mêmes de la vie.

Drainé par le réseau des nerfs jusqu'aux centres, foyers de l'existence, le magnétisme rétablit l'équilibre des forces vitales, un instant détruit, et fait cesser ainsi la cause de ces dégénérescences d'organes ou de tissus qui toutes ont leur origine dans la décoordination de ces forces.

Sans prétendre représenter le magnétisme comme une panacée, on peut cependant affirmer que, sollicité par une volonté ferme et persévérante, il répondra toujours par ses effets à cette sollicitation si l'état du malade permet encore à la réaction vitale de se produire.

En un mot, tout traitement magnétique a pour unique objet de rétablir dans leur équilibre normal les forces de la vie, afin que ces forces, ainsi sollicitées, puissent agir selon les lois de la nature sur l'ensemble de l'organisme.

La durée du traitement dépend entièrement

de la date plus ou moins ancienne de la désorganisation vitale et de l'atteinte plus ou moins profonde faite au mouvement régulier de la vie.

Aussi, dans les affections chroniques anciennes, faut-il des semaines et des mois pour obtenir un résultat, et n'est-ce qu'au prix d'efforts constants et d'une persévérance sans égale qu'on peut espérer obtenir la guérison.

Dans certaines affections récentes, au contraire, le magnétisme agit avec une telle rapidité, que ses effets merveilleux tiennent du prodige et rappellent les anciens miracles.

Parmi les expériences que j'ai faites de l'application du magnétisme aux affections externes, j'ai choisi trois exemples qui donneront une idée du parti qu'on peut tirer de cet agent curatif, dans les cas, en apparence, les plus désespérés.

Guérison d'une ankylose du genou.

Le colonel baron P***, très sceptique en matière de magnétisme, avait pour valet de chambre un ancien cuirassier de son régiment, nommé

Milésy. Cet homme, en voulant faire assaut de force avec des camarades, chez l'armurier du corps, s'était grièvement blessé à la cuisse en maniant une de ces sortes d'enclumes qu'on appelle *bigornes*.

Ceci se passait au mois de juillet 1872 ; la blessure fut longue à se fermer. Milésy dut garder le lit plusieurs semaines dans l'inaction la plus complète, et lorsqu'il voulut marcher, sa jambe lui refusa tout service ; les tendons rétractés avaient occasionné un raccourcissement sensible du membre, et l'articulation du genou était immobilisée.

Le médecin-major du régiment, chargé de donner des soins au blessé, ne trouva qu'un moyen de rétablir l'équilibre détruit, moyen un peu brutal, il est vrai, comme le sont trop souvent les procédés de la médecine officielle.

Un jour, il arriva chez le colonel, flanqué de quatre cuirassiers, choisis parmi les plus robustes du régiment, quatre véritables athlètes !

Il donna l'ordre à ces aides-opérateurs improvisés de se saisir du patient et de s'atteler à la jambe récalcitrante pour l'allonger bon gré mal gré ; l'articulation n'eut certainement pas manqué de s'ouvrir sous ces efforts réunis, mais l'opération n'était pas du goût de Milésy ; c'était un vigoureux gaillard, il se mit sur la défensive et repoussa l'agression commandée par le docteur en personne, qui laissa, assure-t-on, dans la bagarre une poignée de cheveux.

Milésy resta maître du champ de bataille, mais il continua de boîter.

Le colonel, médiocrement satisfait d'avoir un domestique boîteux — il y avait sept mois que l'accident était arrivé — se décida un beau matin à m'envoyer son estropié.

« La Faculté, me dit le colonel, s'est déclarée
» impuissante à guérir cet homme, faites-moi
» donc le plaisir de lui rendre l'usage de sa
» jambe, vous qui faites des miracles ! »

Malgré le ton railleur de cette mise en demeure, je commençai immédiatement le traitement ; j'avais hâte de prouver au colonel P*** qu'on pouvait tout attendre du magnétisme.

En moins de douze séances, le miracle s'accomplit, et je rendis à Milésy l'usage de son membre.

Cette cure eut ceci de remarquable que le sommeil magnétique se manifesta, dès la séconde magnétisation, par le simple effet de l'imposition des mains sur le genou du malade.

A la douzième séance, le sommeil cessa tout à coup et ne reparut plus jusqu'à la fin du traitement ; cette disparition du sommeil magnétique coïncida avec le retour du mouvement dans l'articulation. A quoi peut-on attribuer ce phénomène ? Je ne me charge pas de l'expliquer, je me contente de le constater.

Dès que j'imposais les mains sur le genou malade, Milésy éprouvait instantanément un engourdissement complet de la jambe, qui clouait, en quelque sorte, le membre au parquet ; il n'avait plus sur cette partie du corps aucune puissance de volonté, et on aurait pu lui faire subir les opérations les plus douloureuses sans qu'il bougeât d'une ligne. Il n'y avait cependant pas insensibilité, car l'action magnétique développait dans l'articulation des douleurs tellement vives que le patient jetait les hauts cris : « C'était, me disait-il, comme si on lui eût fouillé le genou avec un fer rouge. »

Je ne le touchais cependant pas ; je remarquais, au contraire, que plus j'éloignais la main du genou et plus le mouvement de mes doigts y développait une douleur intense ; je reculais ainsi jusqu'à l'extrémité de la chambre, et je reproduisis maintes fois cette expérience en présence de plusieurs personnes qui furent frappées comme moi de ce singulier phénomène.

En résumé, l'articulation, immobilisée depuis plus de sept mois, avait cédé, en moins de douze séances, à l'action bienfaisante du magnétisme ; la jambe s'était allongée, le mouvement était revenu, toute boîterie avait cessé.

Je continuai, malgré cela, le traitement pendant quelques jours encore pour rendre au membre toute sa souplesse.

Guérison d'une entorse invétérée

Dans l'un de nos régiments de cuirassiers, un brave sous-officier médaillé, nommé Miavril, avait fait partie, en 1870, des troupes françaises qui, après la reddition de Metz, avaient été dirigées à pied sur l'Allemagne pour y être internées.

Nos malheureux soldats, chassés comme des troupeaux devant l'Allemand vainqueur, faisaient, presque sans nourriture, dans une boue visqueuse et glissante, sous la pluie, de longues étapes qui les épuisaient; un grand nombre d'entre eux périrent alors de privations et de fatigue.

Miavril, dans une de ces premières fatales journées de captivité et de misère, eut la malchance de faire un faux pas et de se donner une entorse.

Écloppé, souffrant, non-seulement il ne lui fut prodigué aucun soin, mais il dut, malgré d'atroces douleurs, poursuivre sa route sous peine d'être maltraité par les Prussiens de l'escorte qui menaçaient de fusiller les retardataires.

Les soins tardifs que Miavril reçut seulement à son arrivée en Allemagne, dans le lieu où il avait été interné, ne purent réduire l'entorse, qui, favorisée par le tempérament lymphatique du blessé, prit un développement plus qu'ordinaire et dégénéra.

Deux ans après sa rentrée en France, ce malheureux sous-officier, malgré les traitements qu'on lui avait fait suivre dans les hôpitaux militaires, était donc dans un état déplorable : le pied, la cheville, tout le bas de la jambe étaient devenus énormes ; l'articulation, envahie par le mal, n'avait plus aucun mouvement, et, au milieu de cette masse insensible et inerte, la circulation était si lente, si difficile, que des suppurations s'étaient déclarées à la face plantaire et pénétraient jusqu'à l'os.

Miavril venait de passer une saison aux eaux, lorsque je le rencontrai au mois d'août 1872.

Obligé de porter une chaussure faite exprès pour son pied, pâle, défait et faisant peine à voir, il se traînait péniblement en s'appuyant sur un bâton.

Je l'arrêtai, et l'interrogeai sur son état de santé. Il me dit, avec tristesse, qu'on ne lui laissait plus aucun espoir de guérison, et que les médecins de l'hôpital lui avaient proposé, comme dernier essai, l'application de la cautérisation transcurrente, sans garantir toutefois les résultats de cette douloureuse et cruelle opération.

Il était complétement découragé, et se lamentait de voir arriver l'époque de sa mise à la retraite sans espoir de guérir. « Comment pourrai-je vivre, disait-il, si je reste infirme, il me sera impossible de travailler pour ajouter quelque chose à ma faible pension ?

J'avais une foi robuste dans le magnétisme ; mais j'avoue qu'en présence d'un mal aussi invétéré, qui avait résisté depuis deux ans à tous les efforts de la science, en présence d'une déformation si complète du membre, je n'avais guère l'espoir de fondre ces chairs, de détruire ces tissus adventices et de ramener à son état normal la jambe devenue absolument difforme.

La situation si digne d'intérêt de ce brave sous-officier me décida cependant à faire une tentative, et, plutôt pour lui apporter une consolation qu'une espérance, je lui proposai d'essayer du magnétisme.

Au point de vue des études que je poursuivais depuis longtemps, je n'étais pas fâché, du reste, d'appliquer l'action curative du magnétisme à un cas aussi nettement caractérisé ; j'étais désireux de voir ce que j'allais obtenir.

L'affection que je me préparais à combattre était là, matérielle, tangible, indéniable ; il n'y avait pas moyen, si j'arrivais à la guérir, de mettre la guérison sur le compte d'une illusion des sens, ou de l'attribuer au simple hasard : tout le monde déclarait le mal incurable.

. C'était donc une expérience intéressante à tenter !

Ma proposition fut accueillie avec empressement par Miavril, et nous commençâmes le traitement dès le lendemain.

Miavril vint tous les jours chez moi d'une heure à deux de l'après-midi. Je faisais des passes à distance sur toute la jambe, de la hanche jusqu'au bout du pied, pendant les trois premiers quarts d'heure ; puis, pendant les dernières quinze minutes, je faisais de légères frictions magnétiques à nu sur la cheville et le pied malades.

Dès les premières séances, les abcès fongueux de la plante du pied se cicatrisèrent ; et au bout d'un mois, nous pûmes constater un changement notable dans le développement de la cheville.

Cette amélioration, survenue en si peu de temps, stimula mon zèle.

Je laissai de côté toute distraction, toute affaire, pour m'absorber entièrement dans une cure à laquelle j'attachais désormais le plus vif intérêt.

Mon malade, de son côté, se rattachant à une lueur d'espérance, commençait à croire qu'il y aurait pour lui des jours meilleurs. Il se gardait bien de manquer une seule séance, et suivait aveuglément toutes mes prescriptions.

Grâce à cette régularité dans le traitement et à ma persévérance, les effets du magnétisme devinrent de plus en plus marqués.

L'engorgement du bas de la jambe, dont le développement si monstrueux donnait au pied l'aspect d'un pied d'éléphant, diminua progressivement sous la simple imposition de mes mains ; les vaisseaux superficiels qui sillonnaient de leur réseau engorgé la peau tendue outre mesure, disparurent peu à peu ; les chairs semblèrent fondre sous mes doigts ; et, enfin, la jambe et le pied reprirent leur forme première, d'une façon si complète, qu'après quelques mois de traitement, il était difficile, à première vue, lorsque Miavril mettait ses deux jambes nues l'une à côté de l'autre, de distinguer celle qui avait été déformée par l'entorse.

Pendant le cours du traitement, Miavril dut traverser des périodes de souffrances atroces ; aussitôt que le magnétisme commença à ramener l'action vitale dans cette masse informe où la sensibilité était éteinte , de violentes douleurs se firent sentir, douleurs si vives, que plus d'une fois le patient s'effraya , croyant à une recrudescence du mal ; mais je le tranquillisai de mon mieux, en lui assurant que ce retour inespéré à la sensibilité, était le précurseur certain d'une prochaine guérison.

Cette succession de crises douloureuses, mais heureusement assez courtes , mit la cure en si bonne voie que je me contentai d'appliquer le magnétisme tous les deux jours, et le traitement commencé le 8 août 1872, cessa le 24 mars de l'année suivante.

Il avait fallu cent quatorze magnétisations pour réduire radicalement cette entorse invétérée.

Je ne puis dire combien je fus heureux d'un succès aussi complet ; cette expérience me donnait la certitude que le magnétisme, en réveillant l'action vitale, pouvait non-seulement d'une façon générale rétablir l'équilibre de la santé troublée, mais que cet agent précieux possédait aussi la puissance d'agir directement sur les tissus organiques, de les modifier, de les réduire et de les transformer de façon à les ramener à leur état normal.

C'était une précieuse observation que d'autres faits devaient amplement confirmer.

Guérison d'une paralysie de la face (hémiplégie).

Dans le temps où je traitais Miavril, un autre sous-officier du même régiment, nommé Robert, également condamné par la Faculté, vint me prier de lui donner des soins.

Cet homme avait tout le côté gauche de la face paralysé. Les paupières, sans mouvement, laissaient l'œil tout grand ouvert, exposé à la lumière; les muscles de la bouche étaient atrophiés, la bouche était horriblement grimaçante; la langue alourdie par la paralysie rendait la parole traînante et pénible.

Un écoulement purulent de l'oreille, accompagné de violents maux de tête, avait été le prélude de cette affection, ce qui faisait croire à l'existence d'un dépôt interne, ou à une carie de l'os du rocher : les avis étaient partagés.

Robert avait ressenti les premières atteintes de cette maladie pendant le blocus de Metz, et, depuis deux ans, malgré les soins les plus assidus, le mal n'avait fait qu'empirer.

Après avoir couru les hôpitaux, déclaré incurable, il était rentré à son corps, et allait être l'objet d'une proposition pour la réforme, lorsqu'il apprit que je traitais l'un de ses camarades.

C'était au moment où la cure de Miavril prenait une si heureuse tournure. Robert pensa que je pourrais également enrayer son mal, il vint me trouver et me supplia de m'occuper de lui.

Plein de l'ardeur que m'avaient communiquée les résultats que j'étais en train d'obtenir, je n'hésitai pas à tenter une nouvelle épreuve.

Je fis part de mes intentions au médecin-major du régiment qui avait suivi de près le dernier traitement auquel avait été soumis le malade à l'hôpital de la localité.

Ce docteur était un jeune homme, gai compagnon, mais peu chercheur et absolument sceptique en matière de magnétisme.

Dès mes premières ouvertures, aussitôt qu'il connut mon projet, il se mit à rire de tout cœur de ma prétention.

Quoi ! vouloir aller contre un arrêt prononcé par la Faculté ; prétendre arracher à la mort un malade condamné par elle, quelle audace ! Robert était un homme perdu, et, à courte échéance, il devait être foudroyé par une méningite. Aucune puissance humaine, à son dire, ne pouvait le tirer de là, *pas même le magnétisme !* « Vous me le montreriez guéri, disait-il, que je nierais le fait ! »

On ne pouvait être plus catégorique ; mais ce pronostic peu encourageant, et assaisonné de spirituelles plaisanteries sur le magnétisme et sur les magnétiseurs, ne me détourna pas de mon projet. J'étais habitué à ces jugements inconsidérés et à ces façons cavalières de se prononcer sur un sujet qu'on n'a pas étudié ; je n'eus qu'une pensée : opposer à ces dénégations anticipées, à ce persiflage ironique, un fait brutal, la solution nette d'une expérimentation sincère.

Dès le lendemain, je me mis à l'œuvre.

Robert vint comme son camarade passer tous les jours une heure chez moi.

Convaincu que l'hémiplégie était la conséquence du dépôt interne, qui, en obstruant le passage du courant nerveux le long du nerf trijumeau, produisait la paralysie des paupières, de l'arcade sourcillère, de la joue et de la bouche, je m'attachai à combattre l'écoulement de l'oreille, indice de ce foyer purulent.

Je commençai donc par charger fortement le cerveau ; je fis ensuite de longues passes de la tête aux pieds, à distance, sans aucun contact. A ces procédés, je joignis l'eau magnétisée ; j'en fis boire un verre à mon sujet à la fin de chaque séance.

J'obtins en peu de temps un succès complet.

Pour en donner une idée, je transcris ici, sans commentaires, les notes prises au jour le jour pendant le cours du traitement :

5 octobre : léger sommeil magnétique qui esse au moindre bruit ;

7 octobre : le sommeil se manifeste dès les premières passes et dure jusqu'à la fin de la séance. A partir de ce jour, Robert s'endort chaque fois d'un sommeil lourd et profond, accompagné de sueurs, mais sans lucidité ; rien ne peut le tirer de cette espèce de léthargie que ma volonté.

12 octobre : premier emploi de l'eau magnétisée ;

14 octobre : l'eau magnétisée commence son effet et produit dans les 24 heures *trois* selles liquides et infectes ;

Du 14 au 26 octobre : il se produit chaque jour *quatre* selles de la même nature que les premières ;

Le 27 octobre : *six* selles ;

Le 27 octobre : *huit* selles ;

Le 29 octobre : les selles diminuent, elles ne sont plus qu'au nombre de *trois* comme au début de la crise ;

Le 30 octobre : elles se réduisent à *deux* ;

Le 31 octobre : les selles cessent d'être liquides et redeviennent normales, et — coïncidence digne d'être notée — à l'instant même où cette évacuation, qui avait duré dix-huit jours, cesse de se produire, l'écoulement de l'oreille, qui s'était peu à peu ralenti, disparaît définitivement.

En présence d'un tel phénomène, n'est-on pas en droit d'affirmer que la vie, réveillée par l'action magnétique, avait déployé toutes ses forces pour provoquer cette crise salutaire dans laquelle le dépôt purulent de l'oreille avait passé par les selles.

Maintes fois il m'a été donné de constater des effets semblables ; la nature, sollicitée par l'agent vital, emploie fréquemment des moyens dérivatifs de cette sorte pour se débarrasser d'une sécrétion purulente anormale.

L'écoulement ayant cessé, mes prévisions se réalisèrent ; la vie revint progressivement le long des branches du nerf trijumeau.

Dès la fin de novembre, un mois après la crise dont je viens de parler, des boutons enflammés et douloureux surgirent sur le trajet de ce filet nerveux, depuis l'angle de la mâchoire jusqu'à l'œil.

Vers le 10 décembre, Robert se plaignit d'atroces souffrances dans toute la partie gauche de la face. Ces souffrances ne lui laissaient pas un instant de repos ; il crut un moment, comme son camarade Miavril, à une recrudescence de la maladie, et j'eus une peine infinie à le calmer et à lui faire comprendre le phénomène qui se produisait, sous l'influence de la vie, dans des parties privées depuis longtemps de toute excitation nerveuse et de tout mouvement.

A partir de ce moment, la guérison se fait à grands pas : l'œil cesse d'être congestionné, les paupières et l'arcade sourcilière reprennent leur mobilité, les muscles de la joue s'arrondissent et se fortifient, la bouche se redresse, la langue reprend toute sa liberté, et, le 23 mars 1873, après 135 séances, Robert, radicalement guéri, reprend son service actif.

Cette nouvelle expérience me prouva une fois de plus qu'il n'y a pas d'obstacle à l'action persévérante et bien dirigée du magnétisme.

Le mal que je venais de guérir avait été déclaré incurable ; toutes les apparences pouvaient le faire penser, puisqu'il avait résisté à un traitement de plusieurs années.

Ce succès inespéré me fortifia contre le scepticisme de ces gens qui prennent le parti de nier tout ce qu'ils ne veulent ni étudier, ni comprendre, et je me formai une conviction, que nombre de faits nouveaux vinrent bientôt rendre inébranlable.

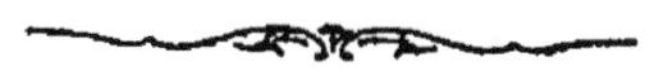

LE MAGNÉTISME DANS LES RHUMATISMES ET LES NÉVROSES.

Sous cette dénomination rhumatismes, névroses, se rangent les maux les plus cruels et, en même temps, les plus inexplicables.

Le malheureux patient souffre tous les tourments de l'enfer. Le feu court dans ses veines, ses muscles se contractent et se raidissent, ses chairs palpitent et tressaillent comme si elles étaient labourées par l'acier.

Ce sont des tics douloureux, des tressautements, des angoisses, des convulsions, des alternances de glace et de fer rouge ; le malade, secoué par la douleur, grelotte la fièvre ou grince des dents. Il lui semble qu'on lui arrache les entrailles ou qu'on le met à vif ; et cependant on ne peut constater aucune détérioration des organes, il n'existe aucune lésion apparente de la peau.

Plus d'harmonie, plus d'équilibre ; les sens, bouleversés, n'obéissent plus à une action dirigeante. Il semble qu'un coup violent, porté aux sources même de la vie, en a dispersé les éléments. Il y a désorganisation complète des forces vitales, et, cependant, c'est à peine si l'on peut saisir l'origine de ces désordres profonds, dont la cause, la plupart du temps inconnue, est due à un simple passage du froid au chaud ou du chaud au froid, à l'effet prolongé de l'humidité, à un chagrin, à une déception !

La médecine reste muette en présence de ce mystère, et, dans son impuissance à pénétrer le secret de la nature, on dirait qu'elle cherche à se venger de son impéritie, en violentant le malade déjà si éprouvé par le mal cruel qui le terrasse.

Il n'est pas de tortures que l'école officielle n'ait inventées pour le malheureux rhumatisant: elle le couvre de vésicatoires, de ventouses et de moxas, elle lui enfonce des aiguilles dans les muscles ; elle lui brûle profondément les chairs avec l'acide sulfurique et le fer rouge, et, quand elle a épuisé par la douleur les forces du patient, elle achève de paralyser le dernier effort de vie qui pourrait amener une réaction salutaire, en employant des poisons narcotiques violents, tels que la jusquiame et la morphine.

Parmi les nombreuses expériences que j'ai eu l'occasion de faire de l'application du magnétisme aux rhumatismes et aux névroses, je vais citer plusieurs faits qui démontrent, d'une façon saisissante, tout l'avantage qu'on peut tirer du magnétisme pour soigner et guérir ces graves affections.

Guérison d'un rhumatisme chronique.

C'était au mois de septembre 1874. J'étais alors à Angers. Les expériences magnétiques que je faisais, depuis plusieurs années, dans cette ville, et les résultats que j'obtenais dans les cas généralement réputés désespérés et jugés tels par la Faculté elle-même, m'avaient donné une certaine notoriété, qui me valut d'un malade, M. D***, le factum suivant.

Malgré sa longueur, je le transcris en entier, parce qu'il donne sur le malade et sur la maladie des détails tellement précis, tellement intéressants, que je ne saurais faire du cas que je veux exposer une peinture plus saisissante.

Rien ne peut mieux donner une idée vraie de l'insuffisance de cette science, qu'on appelle l'art de guérir, que ce simple récit d'un homme cruellement atteint par la maladie, et demandant en vain, pendant plus de vingt-cinq années, à la médecine un soulagement à ses maux :

« Angers, le 24 septembre 1871.

» Dans l'hiver de l'année 1850 (j'avais alors 21 ans), je fus tout à coup pris d'un violent mal de reins, qui se compliqua bientôt d'une douleur aiguë partant de la hanche droite et descendant, en suivant le nerf sciatique, jusqu'au genou et à la cheville.

» Teinturier de mon état, il est probable que j'avais pris un refroidissement en passant de l'étuve à la rivière pour laver des laines ; je dus entrer à l'hospice pour suivre un traitement. Je pris quelques bains sulfureux sans résultat ;

puis on m'appliqua des vésicatoires volants sur les reins, les cuisses et les mollets.

» Cette première application n'ayant produit aucun effet, on la réitéra, et les vésicatoires furent pansés au chlorhydrate de morphine. Au bout de quelques jours, une amélioration de santé que j'attribue plutôt à la force de mon tempérament qu'au traitement lui-même, me permit de sortir de l'hôpital ; j'étais loin d'être guéri, car j'éprouvais toujours des douleurs atroces dans tout le côté droit, et j'étais obligé de marcher avec des béquilles. On me conseilla des boissons chaudes et des fumigations de lierre chauffé au four, pour déterminer d'abondantes transpirations. Ces sueurs calmaient un peu mes douleurs, mais m'affaiblissaient beaucoup.

» Peu à peu cependant, je parvins à reprendre le dessus. Je quittai mes béquilles pour un simple bâton, et enfin, les chaleurs de l'été aidant, je me trouvai bientôt assez fort pour reprendre mon travail.

» Dix-huit mois après, le mal revint avec une violence inouïe. J'eus l'idée d'avoir recours aux bains de vapeur qui m'avaient déjà soulagé au début de la maladie. Comme c'était en plein hiver, je me fis transporter à l'abbaye du Port-Engeard, près de Laval, où l'on me prodigua les plus grands soins. Mais les bains de vapeur n'amenèrent aucun soulagement.

» A cette époque, un livre de médecine me tomba sous la main. L'auteur, ancien membre de la Faculté de médecine de Paris, était le R. P. Debreyne, alors trappiste à l'abbaye de Mortagne (Orne).

» Dans cet ouvrage, il était question d'un traitement spécial, auquel avaient cédé de nombreux cas de maladie semblable à la mienne. Je souffrais tellement, que je résolus d'aller demander les soins du R. P. Debreyne. Je me fis transporter à Mortagne ; mais là on refusa de m'admettre comme pensionnaire à l'abbaye, et comme il s'agissait de l'application de larges moxas aux reins, à la hanche et au genou, j'hésitai à me soumettre à un traitement aussi violent pour me remettre en route aussitôt après.

» J'étais désespéré. Mon état, loin de s'améliorer, ne faisait qu'empirer. Je pris un grand parti. Il fallait absolument reconquérir au plus vite la santé pour pouvoir reprendre mon métier et gagner ma vie. Je me décidai à partir pour

Paris. Là, disais-je, j'irai trouver les docteurs les plus justement renommés, les princes de la science, et infailliblement ils me guériront.

» J'arrivai, plein d'espoir, dans la grande ville, et je me rendis aussitôt à la consultation des médecins attachés aux hôpitaux ; je me présentai successivement au Parvis-Notre-Dame, à Saint-Louis, à Beaujon et à la Charité. Dans ces visites, j'appris que M. le docteur Bouillaud était le doyen de la Faculté ; on me le désigna comme l'un des plus habiles médecins de Paris. Je résolus d'avoir recours à ses soins.

» Malheureusement je n'étais pas riche, et pour entrer à l'hôpital, dans le service de M. le docteur Bouillaud, il me fallait déclarer que j'habitais Paris et que j'y exerçais mon métier depuis deux ans. Je n'hésitai pas à employer ce subterfuge pour pouvoir me faire traiter par le célèbre docteur.

» Le lendemain de mon entrée à l'hôpital, j'attendais avec anxiété l'heure de la visite, lorsque je vis M. le docteur Bouillaud s'approcher de mon lit ; après un examen superficiel, il me demanda ce que j'avais.

» — Je souffre depuis longtemps, docteur,

lui dis-je, *d'une sciatique aiguë*, c'est ainsi du moins que les médecins qui m'ont soigné, ont nommé mon mal ; plusieurs d'entre eux prétendent aussi que c'est une affection *sacro-coxalgique*.

» — Bah ! fit le docteur, vous avez donc fait des études de médecine, mon garçon ?

» — Non, monsieur le docteur, lui répondis-je, mais, malheureusement pour moi, j'ai eu trop souvent à entendre parler de mes maux par ceux qui ont cherché en vain à les guérir, et je ne vous répète que ce que je leur ai entendu dire. J'ai été si gravement atteint, du reste, qu'on a cru un instant à un ramolissement de la moëlle épinière.

» — Allons, vous plaisantez, dit le docteur en riant, dites plutôt que le travail ne va pas à Paris en ce moment, qu'on ne fait plus crédit à la pension et que l'hospice est un bon refuge pour la mauvaise saison ».

Et se dirigeant vers le lit voisin sans plus se préoccuper de moi et de mon état de santé :

« — *Portion sortie*, à ce garçon-là ! ajouta-t-il.

» J'étais consterné de cet accueil, si inattendu, et pour montrer au docteur que je n'étais pas l'homme qu'il supposait, je tirai de mon portefeuille les consultations des médecins de Laval qui m'avaient soigné.

» Ces témoignages, tout en prouvant la réalité de mon mal, découvrirent la supercherie bien innocente que j'avais employée pour entrer à l'hôpital.

» Le docteur Bouillaud, surpris de mon ton résolu, dans lequel je ne pus m'empêcher de laisser percer mon désappointement et ma colère, revint sur ses pas, examina les papiers que j'avais jetés sur mon lit, et après s'être un instant consulté, ordonna qu'on m'appliquât *dix-huit* ventouses scarifiées sur les reins et qu'on conservât le sang jusqu'à sa prochaine visite.

» Le lendemain, quand il repassa devant moi, et qu'on lui présenta le sang qu'on m'avait tiré :

» — De quel pays êtes-vous ? me demanda-t-il.

» — Du Morbihan, répondis-je.

» — Rien qu'à l'examen de ce sang, j'aurais dû le deviner ».

Et se tournant vers son entourage :

« — Voyez, dit-il, comme ce sang est riche en principes, nous n'en trouvons pas comme çà dans le département de la Seine !

» Et il ordonna de nouveau ma sortie.

» Décidément le docteur persistait à ne pas croire à la réalité de ma maladie. Je ne pouvais comprendre pourquoi l'on me refusait des soins que j'étais venu chercher de si loin et dont j'avais un besoin si pressant ; je m'évertuais à persuader le docteur de la réalité de mon mal et j'insistais vivement auprès de lui pour qu'il voulût bien me garder. J'offris de prendre une chambre particulière et de payer une pension. Rien ne put faire revenir M. le docteur Bouillaud sur sa décision ; il m'objecta qu'il avait assez de s'occuper des malades du département et qu'il ne pouvait donner ses soins aux étrangers.

» Je dus sortir.

» Je restai quelques jours chez un parent qui voulut bien m'accueillir. Puis j'entrai à l'hospice Beaujon, faubourg du Roule, dans le service de M. le docteur Ribert.

» Je fus soumis, peu de temps après mon entrée, à une consultation dont faisaient partie MM. les docteurs Ribert, Labbée, Velpeau, Ricord et Bouillaud.

» Ces Messieurs — et le docteur Bouillaud qui, quelques jours avant, n'avait pas voulu me reconnaître malade et m'avait mis à la porte de l'hôpital — décidèrent qu'il fallait m'appliquer la cautérisation transcurrente au fer rouge depuis les reins jusqu'aux talons.

» On me chloroformisa pour me faire cette cruelle opération. Je ne sentis rien sur le moment; mais quelques jours après, lorsque la suppuration commença, je souffris des tortures mille fois plus horribles que le mal lui-même.

» Au bout de quarante jours les plaies faites par le fer rouge étaient à peine cicatrisées qu'on parlait de me soumettre à une seconde opération. Je ne pus me résoudre à supporter de nouvelles souffrances et je quittai l'hôpital.

» Ne sachant plus à quel saint me vouer, plus abattu par les traitements violents que j'avais subis que par la maladie elle-même, j'allai trouver un médecin homéopathe dont je suivis les prescriptions pendant quelques jours, puis je me décidai à repartir pour Laval.

» Directeur de teinture dans une fabrique, et n'étant plus astreint à un travail manuel fatigant, je pus me rétablir peu à peu. Je cessai tout remède et me bornai simplement à me couvrir de laine.

» Le mal disparut à la longue et je me croyais
délivré, lorsque deux ans après il reparut brus-
quement.

» J'entrai à l'hospice de la localité. On me
questionna. Je fis l'historique de ma maladie et
je parlai du traitement qu'on m'avait fait subir
à Paris à l'hôpital Beaujon.

» Le lendemain, le docteur Hubert, dans le
service duquel j'étais, me fit mettre à nu sur
mon lit, et sans m'avertir de ce qu'il allait faire,
armé d'un pinceau, il m'enduisit la peau du dos,
de la nuque jusqu'aux talons, d'acide sulfurique,
renouvelant ainsi avec ce caustique violent les
cautérisations qu'on avait faites à Paris avec le
fer rouge.

» Un bain qu'on me fit prendre ensuite,
amena une suppuration abondante qui m'occa-
sionna d'intolérables souffrances.

» Malgré tout mon courage et le désir ar-
dent que j'avais de guérir, je dus renoncer à ce
traitement qu'on voulait renouveler ; et, quit-
tant l'hospice, j'allai chercher asile au Port-
Engeard pour me reposer des tortures qu'on
m'avait fait subir, et prendre quelques bains
de vapeur.

» Le beau temps revint, et comme toujours, avec les chaleurs reparut la santé.

» Je fus à peu près bien pendant quelques années, et je me croyais délivré de cette affreuse maladie, lorsqu'en 1859, étant à Angers, directeur de teinture chez M. Oriolle, je fus repris de mes douleurs. Comme j'étais marié alors, je me fis traiter chez moi.

» On me posa d'abord quelques vésicatoires, puis on me fit une opération très douloureuse; on m'enfonça dans la jambe, le long du nerf sciatique, *quatorze* aiguilles !

» A la suite de cette opération, les douleurs étant devenues plus aiguës que jamais, on chercha à les calmer par des injections sous-cutanées de morphine, des frictions de liniments différents, tels que huile camphrée, baume tranquille, huile de jusquiame, térébenthine, etc..., mais sans résultat aucun.

» Fatigué d'être ainsi torturé par la médecine sans en obtenir aucun soulagement, je finis par renoncer aux médecins, et je me contentai de me tenir bien chaudement et de prendre quelques bains.

» Je traînai ainsi pendant deux ans et je me

rétablis enfin tout à fait — en apparence du moins — car je n'éprouvais qu'à de longs intervalles quelques douleurs fort supportables.

» Pendant la guerre de 1870, je fus appelé à faire de la teinture pour la confection des draps de nos mobiles ; je pris un refroidissement qui amena une rechute ; alors ma santé s'altéra sensiblement, et malgré le dégoût prononcé que j'avais pour toute espèce de traitement, je fus contraint par les circonstances de me remettre entre les mains des médecins.

» On me conseilla les eaux minérales, et l'on m'envoya successivement aux eaux thermales du Mont-Dore, de Barbotan et de Bagnères-de-Luchon.

» Loin de calmer mes douleurs, ce nouveau mode de traitement ne fit que les exaspérer et à un tel point, que ma maladie se compliqua de nouveaux maux.

« Je fus pris de constipations opiniâtres et de coliques affreuses ; les viscères semblèrent atteints comme les muscles de ces douleurs poignantes qui me faisaient désirer la mort ; tout le côté gauche qui jusqu'alors avait été préservé, s'attaqua comme le droit.

» On me fit passer alors par toutes les tortures des premiers traitements : teinture d'iode, vésicatoires au chlorhydrate de morphine, injections sous-cutanées, piqûres d'aiguilles, moxas, etc...

» Depuis cette époque, le mal ne fait qu'empirer ; les attaques, devenues plus terribles que jamais, ont une périodicité désolante ; de cinq heures du soir à minuit, je n'arrête pas de crier ; je n'ai plus de sommeil, je ne peux tenir aucune position ; tout le côté gauche du corps s'atrophie et me fait horriblement souffrir ; depuis la hanche jusqu'aux doigts de pied, j'éprouve des douleurs lancinantes, à croire que l'on me creuse l'os de la jambe et qu'on m'enlève la rotule ; les muscles ont des tressaillements et des soubresauts constants ; je ressens alternativement des chaleurs ardentes et des froids de glace ; la chair et l'épiderme sont d'une sensibilité telle qu'il me semble que la chair est au vif, et tout attouchement, quelque léger qu'il soit, est une souffrance pour moi.

» Je n'ai plus aucun espoir de guérir par les moyens ordinaires ; ayant entendu parler de vous, je viens faire appel à vos bons soins pour

me tirer de cette situation lamentable, si toutefois vous croyez que le magnétisme y peut
quelque chose. »

. . . .

. . . .

Ému par ce long récit de souffrances, j'allai
visiter celui qui me l'adressait.

De simple ouvrier, notre malade était devenu
l'un des notables commerçants de l'endroit ; je le
trouvai dans un petit salon du rez-de-chaussée
de son habitation, tout habillé, enveloppé de
couvertures, étendu sur un canapé, incapable
de faire un mouvement. C'est ainsi qu'il passait
ses jours et ses nuits ; il avait pris le parti de ne
plus se déshabiller pour se coucher, tout mouvement, tout attouchement étant pour lui une
souffrance qui lui arrachait des cris.

Il me fit de nouveau le tableau de ses maux,
et me montrant un révolver sur sa table à portée
de sa main : « Il y a bien longtemps, me dit-il,
» que j'en aurais fini avec la vie, si je n'avais
une femme et des enfants ».

Le lendemain, nous commençâmes un traitement magnétique.

Dès les premières séances, j'obtins un résultat qui me permit de porter un pronostic favorable sur l'issue du traitement ; un mieux sensible se manifesta, les crises cessèrent, le sommeil revint.

Au bout de deux ou trois semaines, le malade put se lever et marcher, d'abord en s'appuyant sur deux bâtons, en traînant les pieds, puis avec plus de facilité.

Enfin la cure fit des progrès si rapides que deux mois après, dans les premiers jours de décembre, M. D***, parfaitement ingambe et délivré de ses douleurs, n'avait plus besoin de mes soins.

Malgré la saison défavorable dans laquelle nous nous trouvions, le magnétisme avait agi avec une rapidité qui tenait du prodige.

J'avoue que j'étais loin de m'attendre à un succès si prompt et si complet ; le malade était dans un état si pitoyable, la maladie était si ancienne que je n'avais pas osé espérer obtenir une guérison en si peu de temps.

Pendant la durée du traitement, j'eus l'idée, pour venir en aide à l'action magnétique, d'avoir recours à un moyen que préconise M. Beckensteiner dans ses *Études sur l'électricité*.

Je fis faire à mon malade un caleçon en peaux de chat sauvage, sur les côtés duquel, à l'intérieur, je fis placer un certain nombre de plaques de cuivre rouge et de zinc, arrondies en forme de boutons, et dont les bords se touchaient en s'alternant ; chacune de ces plaques était munie d'un anneau qui traversait l'étoffe ; à l'extérieur, ces anneaux étaient liés ensemble par un fil métallique, auquel était attaché un lacet également métallique assez long pour pouvoir atteindre le sol quand le malade était couché.

Le caleçon était doublé de soie.

La fourrure appliquée sur les jambes nues développait une grande chaleur et des sueurs ; il s'établissait alors un courant galvanique entre les métaux hétérogènes, acidulés par la transpiration, et le lacet conduisait dans le sol l'électricité produite.

Cet appareil thermo-électrique me fut d'un grand secours, la nuit, aux débuts du traitement, pour procurer un peu de calme et de repos à mon malade dont les crises prenaient un caractère plus violent aussitôt qu'il était couché.

Ce caleçon, qu'il gardait dans le lit, calmait ses douleurs et lui permettait de goûter les douceurs du sommeil.

Voilà certainement l'un des cas les plus curieux de l'application de l'action magnétique, et l'on ne peut s'empêcher d'établir un parallèle entre ce mode de traitement si simple et les violences auxquelles la médecine soumit ce malheureux malade pendant vingt-cinq années consécutives.

Ces violences avaient-elles leur raison d'être ?

Quand on remonte à l'origine de cette cruelle affection et qu'on cherche à en expliquer les causes, on ne peut que condamner énergiquement les procédés employés par l'École officielle.

M. D*** nous fait connaître que c'est en passant de l'étuve à la rivière pour laver des laines, en plein hiver, qu'il fut soudain pris de douleurs générales.

C'est là évidemment l'origine de son mal.

Si nous admettons que tous les phénomènes physiques se résolvent en condensations et en distensions du mouvement libre ambiant, il est facile d'expliquer ce qui s'est produit.

Par suite de la transition brusque du chaud au froid, les vibrations de l'organisme, exaltées par la puissance extensive de la chaleur, ont été soudain frappées de condensation par l'air extérieur ; en quelques secondes la modalité du mouvement a passé d'un extrême à l'autre.

Il est arrivé ce qui se produit lorsqu'on plonge un fer rouge dans l'eau ou qu'on tente d'arrêter net un train lancé à toute vitesse ; le mouvement acquis se transforme instantanément en une force foudroyante.

Dans le cas qui nous occupe, la force vive mise en action par la chaleur, refoulée subitement par le froid, s'est rejetée sur le réseau nerveux, chargé de la drainer dans l'organisme, et est venue porter une profonde atteinte à l'équilibre vital.

En agissant immédiatement sur cette condensation anormale, et en préparant une détente à cette tension du mouvement libre, on eut très certainement ramené l'équilibre rompu ; l'action magnétique, employée à ce moment, eut été instantanée ; je n'en doute pas : l'expérience l'a suffisamment démontré vingt-cinq ans plus tard.

Au lieu de cela, qu'a-t-on fait ?

Loin de se préoccuper de rétablir le rhythme normal du double courant, qui met notre organisme en rapport constant avec le milieu ambiant dans lequel nous nous mouvons, on a attaqué par des moyens violents la peau, cette enveloppe, en quelque sorte idio-électrique, que la nature a placée entre notre système nerveux et le monde extérieur, précisément pour régler ce double courant dont je viens de parler.

Par le fer, par le feu, par les caustiques, on a lacéré, détruit cette enveloppe isolante, sur l'intégrité de laquelle il fallait, au contraire, exclusivement compter, et l'on a ainsi ajouté une nouvelle cause de désorganisation à celles déjà existantes.

Au lieu de favoriser l'action vitale, en la fortifiant pour l'aider à chasser à l'extérieur ce mouvement en trop, condensé dans les expansions du réseau nerveux, on s'est appliqué à frapper la vie dans ses sources les plus intimes ; on a soutiré du sang, on a affaibli, torturé le malade par des souffrances pires que le mal.

Par l'emploi de stupéfiants, de poisons narcotiques, on a endormi la réaction vitale, et on l'a empêché de se manifester.

Et qui a fait cela ?

Des praticiens obscurs peut-être, qui pouvaient avoir pour excuse leur ignorance des phénomènes physiologiques ?

Non ! ce sont les premiers parmi les plus experts : ceux qui mènent la science.

Ils ont appliqué les principes qu'ils ont mission d'enseigner.

Ce n'est donc pas à eux qu'il faut s'en prendre.

Mais à la science, ignorante des lois de la vie, à la science qui permet de telles erreurs physiologiques.

Aussi, combien le docteur Hecker a-t-il raison de dire : « Nous n'avons pas encore de physiologie ; nous ne savons pas ce que c'est que la maladie ; nous ignorons comment les remèdes agissent, et comment se guérissent les maladies. »

Guérison d'un rhumatisme articulaire aigu.

Dans la pratique du magnétisme, on trouve plutôt l'occasion d'expérimenter sur des affections anciennes et chroniques que sur des cas aigus.

Cela tient à ce que les malades, avant de se résoudre à faire appel à un moyen curatif peu employé et peu connu, épuisent toutes les ressources de la médecine ordinaire avant d'avoir recours au magnétiseur, qu'on ne va trouver qu'à la dernière extrémité.

J'ai eu cependant la bonne fortune de soigner une malade atteinte d'un rhumatisme articulaire aigu.

Tout le monde connait la rapidité foudroyante avec laquelle ce mal envahit l'organisme.

Une inflammation, accompagnée d'une fièvre intense s'empare de toutes les articulations; ces dernières deviennent le siège de douleurs qui vont croissant avec le mouvement fébrile; elles se tuméfient, se désorganisent, et parfois le mal est si violent que des déboîtements et des luxations spontanées se produisent.

Le toucher et surtout le mouvement exaspèrent la douleur ; l'épiderme est d'une sensibilité telle que tout contact est une souffrance.

Enfin avec le caractère de mobilité qui la distingue, cette maladie attaque non-seulement les articulations, mais dans sa marche envahissante, elle menace aussi bien souvent les viscères, où elle détermine des complications graves telles que péricardites, endocardites, pleurésies et péritonites qui peuvent amener la mort.

Quand le rhumatisme se termine par la guérison, il est bien rare qu'on en soit entièrement débarrassé, et l'on voit souvent le mal persister à l'état chronique avec accompagnement de douleurs articulaires et de demi-ankylose des articulations.

Comment l'École officielle est-elle armée contre cet ennemi redoutable ?

Quels traitements préconise-t-elle pour le combattre ?

— Elle a successivement employé, sans plus de succès, les saignées générales et locales, les sudorifiques et les narcotiques, les purgatifs, les vomitifs et les moxas.

Ces moyens ont tous, plus ou moins — nous l'avons déjà dit — pour résultat immédiat d'affaiblir le malade et de tuer en lui la réaction vitale ; ils produisent en outre une exacerbation du mal et provoquent les suites les plus funestes, ainsi que nous l'apprend lui-même le docteur Broussais dans son *Cours de pathologie et de thérapeutique générales* (t. Ier, ixe x^e xie leçons) :

« On emploie, dit-il, contre l'arthritis les vomitifs. Quelques personnes robustes résistent à ce moyen, mais la plupart contractent une ou plusieurs phlegmasies des viscères dont souvent elles périssent.

» J'ai connu un confrère qui a traité sa propre femme par sept émétiques coup sur coup ; la malade guérit de son arthritis, *mais elle conserva une telle susceptibilité nerveuse qu'elle mourut quelques années après d'une gastrite chronique et d'une maladie du cœur, résultat de cette médication.* »

Et plus loin :

« On a voulu aussi faire l'application de la méthode de Rasori, qui consiste à administrer l'émétique à doses fractionnées, de manière à ne point produire de vomissements ; *mais on ne doit pas plus plaisanter avec l'émétique et l'arsenic qu'avec un fusil chargé ou une épée doublement tranchante !* »

Ces déclarations formelles pourraient laisser supposer que l'illustre praticien condamnait en principe tout moyen curatif violent, et cependant voilà comment il conclut :

« La meilleure méthode est d'attaquer la maladie avec vigueur dans le siège qu'elle occupe : Sangsues aux articulations ! Sangsues à l'épigastre ! Saignée générale copieuse ! Attaquez l'affection par les antiphlogistiques et les révulsifs, et s'il le faut, recourez aux exutoires, particulièrement aux moxas. Ne craignez pas de les prodiguer..... »

Puis, comme s'il se prenait à douter de l'efficacité de ses prescriptions, il ajoute, pour la condamnation de son système :

« Car, si vous tatonnez, non-seulement vous ne guérissez pas, *mais vous courez risque d'activer l'inflammation.....* »

Ainsi donc, qu'on suive les préceptes de

Rasori, ceux du confrère anonyme qui expérimentait l'émétique sur sa propre femme, ou ceux de Broussais, il est évident que toute médication violente est un danger ; de l'aveu même de ceux qui les prescrivent, ces médications sont *des armes chargées ou à deux tranchants* difficiles à manier : entre des mains téméraires ou inhabiles, elles peuvent occasionner la mort au lieu de guérir.

Cette simple considération ne suffit-elle pas pour les écarter à tout jamais, surtout lorsqu'on a sous la main un agent précieux qui guérit sûrement, et dont l'emploi est tout à fait inoffensif.

L'exemple suivant en fournit la preuve la plus éclatante :

Dans les premiers jours de février 1873, le cocher d'un de mes amis, M. de la P***, vint me supplier de venir voir sa femme, qui était au plus mal.

Cécile (c'était le nom de cette brave femme) était femme de chambre de Mme de la P***. J'avais eu déjà l'occasion de la soigner dans une circonstance qu'il est utile de relater pour la clarté même du récit. .

L'année précédente, Cécile souffrait d'un eczéma, dont l'origine remontait à plus de quatre années ; malgré les traitements qu'elle avait suivis, le mal n'avait fait qu'empirer : de larges plaies suppurantes envahissaient le genou, le cou-de-pied, le tibia et le mollet.

Affectée des progrès du mal et de l'impuissance des médicaments, sachant par ses maîtres que je m'occupais d'expériences magnétiques, elle vint me voir. Je la questionnai ; j'appris qu'étant grosse de sept mois et se trouvant très souffrante, elle était allée chez un médecin, qui, négligeant le soin de l'interroger, et ne se préoccupant pas de la possibilité d'une grossesse, l'avait traitée pour je ne sais quelle maladie, et l'avait purgée pendant un mois tous les deux jours.

A la suite de ce traitement, l'accouchement avait eu lieu dans des conditions assez mauvaises, et il en était résulté une anémie profonde qui, certainement, était la cause de l'eczéma en question.

J'eus le bonheur de me rendre maître en très

peu de temps de cette espèce de lèpre, et ce fait avait inspiré à Cécile une telle confiance en moi que, se voyant alitée, sa première pensée avait été de recourir à mes soins ; c'est pourquoi elle me dépêchait en toute hâte son mari.

J'étais naturellement disposé à m'apitoyer sur l'état de l'intéressante malade que j'avais déjà tirée d'un mauvais pas.

Je savais de plus combien Mme de la P*** tenait à cette fidèle domestique, qui était à son service depuis dix-huit ans ; je n'hésitai donc pas à me rendre à sa prière.

Je la trouvai au lit avec une fièvre intense, toutes les articulations étaient prises, et douloureusement engorgées ; privée de tout mouvement, elle pouvait à peine se retourner dans son lit et la sensibilité de la peau était telle que le contact seul de ses draps lui faisait jeter les hauts cris.

Il n'y avait pas à s'y tromper, c'étaient tous les symptômes d'un rhumatisme articulaire aigu.

Je la magnétisai, séance tenante.

Dès le lendemain, 9 février, une magnétisation de deux heures détermine d'abondantes sueurs.

Les deux jours suivants, j'actionne fortement l'épigastre, le dos, le cœur et les poumons pour entretenir ce travail de la peau qui prend des proportions extraordinaires.

La malade mouille ses draps, et la sueur est si abondante qu'elle traverse même les matelas !

Les urines sont boueuses et infectes, il y a constipation.

Comme la malade se plaint d'une soif ardente, je magnétise de la bière et je prescris de lui en donner à discrétion, recommandant de la chauffer chaque fois en y plongeant un fer incandescent.

Le 12 février, trois selles abondantes viennent dégager les intestins.

Le 13, les selles continuent, la malade va *huit fois* à la garde-robe.

Le 14, c'est une véritable débâcle. La malade ne cesse d'aller à la garde-robe tout le jour et toute la nuit ; on compte dans les vingt-quatre heure, *quatorze selles* aussi abondantes qu'infectes.

Le 15 et le 16, encore trois selles par jour ; puis, retour à l'état normal.

Ces *trente-et-une* selles en moins de cinq jours sont loin d'affaiblir la malade, quoiqu'elle ne prenne absolument aucune nourriture ; et le 17, elle se trouve si soulagée qu'elle demande à se lever.

On l'asseoit dans un fauteuil où je la ma-magnétise.

Le 18, une toux sèche et de vives douleurs dans le dos et dans la poitrine me font craindre que la maladie ne se rejette sur les poumons ; je magnétise fortement la colonne vertébrale et l'épigastre.

Le 19, l'état général de la malade est sensiblement amélioré ; elle commence à faire quelques pas dans la chambre, en s'aidant d'un bâton ; mais les chevilles sont douloureuses et tuméfiées.

La malade se plaint de la perte absolue de sommeil ; je magnétise à grandes passes et je masse les articulations.

Le 20 février, le sommeil est revenu ; l'appétit s'ouvre ; la malade tenue jusqu'alors à la diète, demande à manger ; les douleurs tendent à se déplacer et à devenir moins vives ; les articulations sont plus libres ; j'accompagne chaque magnétisation d'un massage complet.

Le 21, l'appétit est tout à fait revenu ; la malade reste levée une partie de la journée et marche sans bâton.

Du 21 février au 6 mars, la convalescence s'accentue rapidement, et, le 6 mars, je cesse tout traitement.

Ainsi donc, en moins de *vingt-huit jours* j'étais parvenu par la seule imposition des mains et par des passes, à triompher du mal le plus terrible.

J'avais pourchassé la douleur d'une articulation à l'autre, et lorsque la maladie avait menacé les organes essentiels de la vie, je l'avais arrêtée dans sa marche envahissante !

Par le seul effort du magnétisme, la réaction vitale puissamment mise en œuvre, avait pu dégager les intestins, en amenant en moins de cinq jours *trente-et-une* selles abondantes, sans que la malade en éprouvât la moindre secousse !

Quel purgatif eut produit un pareil effet ?

Quel sudorifique eut déterminé ces sueurs profuses qui avaient soulagé la malade sans la fatiguer ?

Mme de la P***, Mme de V*** et une de leurs amies, Mme la baronne d'A***, assistaient à mes séances.

Les premiers jours, ces dames étaient loin d'être rassurées ; elles voyaient Cécile très sérieusement malade, et elles ne pouvaient se résoudre à croire que ces passes et ces impositions de mains qu'elles me voyaient pratiquer, pourraient suffire pour la guérir.

Elles ne pouvaient s'empêcher de condamner ouvertement la confiance aveugle que la pauvre femme mettait en moi ; mais Cécile, malgré toutes les sollicitations, ne voulut jamais consentir qu'on allât chercher un médecin.

Sa guérison rapide et radicale lui donna raison, et ceux qui furent témoins de cette cure ne purent s'empêcher d'admirer l'efficacité d'un moyen curatif dont ils ne soupçonnaient pas jusque là la puissance.

Guérison de coliques hépatiques.

La colique hépatique est une maladie qui tient à la fois de la maladie chronique et de la maladie aiguë ; de la maladie chronique par la périodicité de ses accès, et de la maladie aiguë par la violence de ses crises.

Ce mal est dû à la rétention et à la concrétion de la bile qui forment des calculs dans le foie et déterminent des obstructions dans les conduits hépatique, cystique et cholédoque.

J'ai eu l'occasion de soigner par le magnétisme un cas de ce genre, dans les circonstances suivantes :

C'était au commencement de l'hiver 1876. Le hasard me fit retrouver à Paris un de mes vieux camarades d'enfance, Léon de L***, qui était officier supérieur de cavalerie.

Il y avait plusieurs années que nous ne nous étions vus, je le trouvai changé ; je lui en fis la remarque.

Il me dit que sa santé s'était, en effet, profondément altérée depuis deux ans environ, sans cause apparente. Il avait consulté plusieurs médecins qui, tous, (chose rare !) avaient été d'accord sur la nature du mal dont il était atteint, et l'avaient soigné pour une *gastralgie*.

Mais les traitements qu'on lui avait fait suivre, loin de le guérir, avaient laissé le mal se développer d'une façon désespérante.

Les accès, d'abord assez éloignés, étaient devenus de plus en plus fréquents, et depuis quelques mois, leur périodicité et leur violence étaient telles, qu'ils ne lui laissaient plus un seul instant de calme.

En principe, toute question de médecine m'intéresse.

Dans le cas présent, mon attention fut surtout éveillée par l'affection toute particulière que je porte à mon vieil ami.

Je lui fis mille questions sur ses souffrances ; je lui parlai des expériences que je faisais journellement sur le magnétisme, et je me mis à son entière disposition dans le cas où les médecins ne réussiraient pas à le guérir.

Léon de L***, comme tant d'autres, n'avait aucune raison sérieuse pour croire au magnétisme ; il pensa que je m'illusionnais sur l'efficacité d'un agent si discuté et trop souvent exploité par les charlatans, et il ne vit dans mes paroles que l'expression toute naturelle d'un sentiment d'affectueuse camaraderie qui m'engageait à compatir à ses maux.

Il me remercia de mes offres de service en m'affirmant qu'il venait de commencer un traitement dont il espérait les meilleurs résultats.

Je revis assez fréquemment Léon de L***; son état, loin de s'améliorer, ne faisait qu'empirer. Régulièrement toutes les semaines, le vendredi ou le samedi, se déclarait une crise qui le clouait pour trois jours au lit.

Ces crises débutaient invariablement par une vive douleur à l'épigastre, qui gagnait l'hypochondre droit et allait s'irradier à l'abdomen et au dos sous l'omoplate; la douleur excessive était accompagnée d'angoisses et de sueurs froides; le caractère passait successivement par toutes les alternatives de la violence, du désespoir et du profond découragement.

Entre chaque accès, dont le retour avait la désolante régularité des fièvres intermittentes, le malade ne jouissait d'aucune espèce de calme, car les angoisses et les appréhensions de l'attaque suivante le poursuivaient après chaque crise.

Ces symptômes me parurent être la caractéristique d'une maladie du foie plutôt que d'une gastralgie.

Je fis part de mon diagnostic à mon ami, et

je l'engageai de nouveau très vivement à avoir recours au magnétisme.

Mais Léon de L***, malgré la véritable amitié qu'il avait pour moi, malgré aussi le vif désir qu'il avait de guérir, était imbu des préjugés de la société au milieu de laquelle il vivait.

Il était, en fait de magnétisme, d'une incrédulité profonde ; d'un autre côté, sa femme, dont les principes religieux étaient très arrêtés, et qui voyait dans le magnétisme une pratique dangereuse défendue par l'Église, ne contribuait pas peu à l'éloigner d'un moyen dans lequel il n'avait déjà qu'une médiocre confiance.

Lorsque je lui soutins qu'il devait avoir une maladie du foie et non une gastralgie, mon diagnostic lui parut tout à fait fantaisiste ; depuis deux ans, tous les représentants de la docte Faculté ne s'étaient-ils pas prononcés pour une *gastralgie ?* Il fallait les croire.

Je n'insistai pas !

Un soir, en rentrant chez moi, je trouvai un petit mot de mon ami qui me priait d'une façon pressante de passer chez lui.

Je me rendis immédiatement à cette invitation, et je le trouvai au lit plus abattu que jamais par une de ces crises violentes comme il en subissait depuis quelque temps.

Désespéré, découragé, n'ayant plus confiance en aucune médication, il se rendait à moi et se remettait entre mes mains :

« Magnétise-moi donc, me dit-il, dès qu'il me vit, puisque tu prétends que ça peut me faire du bien ; mais je t'assure que je n'ai plus de courage et que je commence à croire qu'il n'y a pas de remède pour mon mal ».

Je le rassurai de mon mieux et me mis à le magnétiser séance tenante.

Convaincu, comme je le lui avais affirmé, que c'était le foie et non l'estomac qui était malade, j'actionnai tout particulièrement l'hypochondre droit en massant légèrement le côté depuis les côtes jusqu'à l'aine.

Le lendemain, quand je revins, mon ami m'apprit, d'un air désolé, que son mal paraissait prendre une tournure inquiétante, et qu'il avait uriné du sang.

Je me fis présenter les urines et je constatai que ce que mon ami avait pris pour du sang, était tout simplement une coloration en rouge foncé des urines, due à la bile concrète dont le magnétisme de la veille avait déjà dégagé les conduits hépatiques engorgés.

Ce fait confirmait mon diagnostic, et mon malade se rendit bientôt à l'évidence, car deux jours après, à la suite de nouvelles magnétisations, non-seulement la coloration des urines continua, mais la peau devint jaune comme dans la jaunisse.

Seulement cette coloration en jaune de la peau, au lieu de débuter à la face, vers les ailes du nez, le tour de la bouche et les conjonctives, comme dans l'ictère ordinaire, ne se manifesta que dans la partie inférieure du corps, depuis la ceinture jusqu'aux pieds, c'est-à-dire dans la partie que j'avais particulièrement magnétisée et massée.

Je continuai les magnétisations pendant une quinzaine de jours, et je délivrai complétement mon ami de ses affreuses crises de coliques hépatiques.

Pendant quelque temps encore, il éprouva une vague appréhension du retour du mal, ne pouvant, malgré les faits dont il avait été témoin, se résoudre à croire qu'il en avait été si facilement délivré.

Mais aujourd'hui, après plusieurs années d'une solide santé, son cauchemar l'a heureusement quitté depuis longtemps, et il vit dans une quiétude parfaite, jurant, à qui veut l'entendre, que le magnétisme est un remède souverain !

Quant à Mme de L***, ses scrupules ont disparu, et elle est entièrement rassurée maintenant sur le côté diabolique du magnétisme, surtout depuis qu'un Révérend Père, son directeur, lui a positivement affirmé que l'œuvre, qui a pour but le soulagement des maux de ceux qui souffrent, ne peut être l'œuvre du démon !

LE MAGNÉTISME DANS L'ANÉMIE
OU LA CHLOROSE.

Un fléau qui porte principalement ses ravages dans l'organisme délicat et sensitif de la femme, c'est l'anémie ou la chlorose.

Sous cette influence morbide s'évanouit tout à coup, sans cause apparente, cette fleur de beauté, qui s'épanouissait, radieuse et vivace, au soleil de la vie comme une plante pleine de sève.

Les roses du teint s'effacent; le feu de ces yeux, naguère si brillants, s'éteint sous un voile de langueur; ces lèvres rieuses deviennent muettes et ont la pâleur de la mort.

Plus de gaieté, plus d'enjouement; la vivacité et l'entrain de la jeunesse ont fait place à une tristesse maladive.

On dirait qu'un poison subtil a envahi l'organisme, les forces musculaires diminuent graduellement ; des troubles profonds apparaissent dans la digestion et la menstruation ; le cœur cesse de battre régulièrement, et le sang, dénaturé dans ses éléments essentiels, perd, en partie, ses propriétés vitales.

Quel désespoir pour ceux qui assistent à cet envahissement mystérieux d'un mal, contre lequel la plupart des remèdes restent impuissants !

En vain a-t-on recours à ces panacées, bruyamment annoncées à la quatrième page de tous les journaux, fer, quinine, huile de foie de morue et leurs succédanés, le mal continue ses ravages, et la vie des êtres chers que l'on voudrait sauver s'éteint bientôt dans une fièvre lente, ou une cachexie profonde, que ces produits pharmaceutiques n'ont fait qu'activer au lieu d'arrêter.

Le fer est, pour l'École officielle, le spécifique de la chlorose ; c'est en quelque sorte le médicament traditionnel. On l'emploie sous toutes les formes, sous le fallacieux prétexte de rendre au sang des chlorotiques, les propriétés vitales qu'il a perdues.

En analysant le sang des chlorotiques, on a constaté, en effet, une notable diminution de la quantité des globules sanguins, par rapport à la masse du liquide dans lequel ils nagent : la moyenne des globules qui, dans l'état normal, est de 127 sur 1,000, n'est plus dans la chlorose que de 50 ou 60 ; or, ces globules, qui sont avec raison considérés comme l'élément vital du sang, tiennent en partie leur constitution du fer.

On s'est donc imaginé de verser du fer dans l'organisme, espérant reproduire les éléments constitutifs du globule rouge, et rendre ainsi au sang la vitalité qu'il a perdue.

Malheureusement, les choses ne se passent pas ainsi, le fer brutalement introduit dans l'organisme ne va pas régénérer le sang, et les praticiens qui combattent la chlorose par l'emploi du fer à hautes doses, déterminent chez leurs malades, des troubles fort graves que dépeint ainsi M. le docteur Jousset, dans ses *Éléments de médecine pratique* (t. Ier, p. 114).

« Les accidents qui viennent se surajouter à la chlorose lorsqu'elle est traitée à outrance par le fer à hautes doses, et que ce médicament n'est pas indiqué, sont : des mouvements fluxionnaires qui aboutissent à des hémorrhagies et des inflammations diverses : du côté de la tête, accès de rougeur des joues avec céphalalgie et épistaxis ; du côté de la matrice, pesanteur et douleur hypogastrique, métrorrhagie souvent inquiétante ; du côté de la poitrine, dyspnée, toux et hémoptysie. Ces symptômes du côté des poumons sont trop souvent l'annonce d'une phthisie tuberculeuse.

« Ce fait est aujourd'hui incontestable, et dans une de ses leçons cliniques, Trousseau reconnaissait que la grande impulsion qu'il avait imprimée à l'emploi des martiaux dans la chlorose avait donné naissance à un grand nombre de phthisies pulmonaires. »

Quand on vient déclarer d'une façon aussi formelle que le fer, employé dans la chlorose, peut activer le mal de façon à produire la phthisie, ne doit-on pas se mettre en garde contre ce traitement ?

Et pourtant, la plupart des médecins considèrent encore aujourd'hui le fer comme le spécifique de la chlorose.

Croyant très fermement qu'on n'en saurait trop prendre, ils le prescrivent à doses d'autant plus considérables que la maladie, loin de guérir, s'aggrave chaque jour.

L'emploi de la quinine à haute dose ne le cède en rien, comme danger, à l'emploi du fer.

Et voilà les deux remèdes que préconise l'école officielle dans la chlorose !

Il est vrai qu'elle nous prévient charitablement que les remèdes n'ont pas toujours une action salutaire et qu'ils sont le plus souvent nuisibles.

Terrible ambiguïté dans laquelle il est vraiment cruel de placer le malade !

Le magnétisme n'a pas de semblables inconvénients; s'il ne guérit pas toujours, il n'offre du moins jamais de danger, et lorsqu'il est question d'anémie ou de chlorose, on peut affirmer qu'il est souverain.

Il n'est pas de chlorose, produite par une cause accidentelle, qui ait résisté, que je sache, à l'action bienfaisante de cet agent curatif.

Quelques magnétisations suffisent bien souvent pour rappeler le cours normal du sang après une suppression occasionnée par un refroidissement ou une émotion, et dans des cas de cachexies profondes datant de plusieurs années et venant se compliquer de kystes, j'ai pu obtenir, par le magnétisme, des guérisons qu'on pourrait à bon droit taxer de miraculeuses tant elles étaient inattendues.

Les faits suivants pourront donner une idée de ce qu'on doit attendre du magnétisme dans les cas les plus graves.

Guérison d'une anémie par suite de suppression.

Mademoiselle Pauline de N***, était une charmante jeune fille de quinze ou seize ans. Elle venait à peine de se former, lorsqu'à la suite d'une vive émotion, les menstrues cessèrent subitement.

Cette suppression amena en peu de temps des complications graves.

Lorsque je fus appelé à donner mes soins à Mlle Pauline de N***, elle était, depuis près de deux ans, dans un état anémique, contre lequel aucun traitement n'avait pu réagir.

C'est en vain qu'on avait consulté des médecins un peu partout, à Boulogne-sur-Mer, à

Douai, à Paris, à Angers ; la science était restée impuissante.

On avait successivement employé, sans plus de succès, le fer, la quinine, l'huile de foie de morue, les douches, les bains de mer, le bromure de potassium, etc...

L'état de la jeune malade ne faisait qu'empirer.

Je fus vivement impressionné du degré de marasme dans lequel je la trouvais plongée.

Sa peau, qui avait le ton mat de la cire vierge, n'était animée par aucun souffle de vie ; son visage pâle, encadré d'une forêt de beaux cheveux châtain clair, et éclairé par de grands yeux étonnés, au regard vague, lui donnait un aspect étrange ; fluette, élancée, elle semblait glisser plutôt que marcher : on eût dit une apparition.

Il y avait, du reste, quelque chose de surnaturel dans son fait.

Presque toujours plongée dans une sorte de somnambulisme, elle avait des visions, des extases, des hallucinations.

Elle restait parfois des semaines entières dans des accès de léthargie, pendant lesquels elle ne prenait aucune nourriture, ne semblant pas vivre de la vie de ce monde.

Cet état nerveux qui faisait le désespoir de ses parents, céda bientôt à la bienfaisante influence du magnétisme.

Dès les premières magnétisations, les menstrues reparurent et se régularisèrent, et quelques mois de traitement suffirent pour ramener complètement l'équilibre dans cette nature sensitive et délicate.

Il y a plusieurs années que cette cure est terminée. Mlle Pauline de N*** s'est fortifiée, a pris de l'embonpoint et est aujourd'hui pleine de force et de santé.

Voilà ce que m'écrivait sa mère il y a peu de temps :

« Combien nous nous félicitons tous les jours, cher monsieur, d'avoir eu recours au magnétisme, et quelle vive reconnaissance nous vous gardons ! Ce que les médecins n'avaient pu faire, vous l'avez fait tout de suite.

» En quelques mois à peine, Pauline a été débarrassée complétement de ses crises, et maintenant nous n'avons plus besoin d'aucun médicament.

» Croyez à l'assurance de mes sentiments de bien affectueuse reconnaissance.

» Baronne de N*** ».

Ce premier exemple démontre la puissance curative du magnétisme dans les cas d'anémie. En voici un second plus frappant encore.

Guérison d'une anémie compliquée d'un kyste de l'ovaire.

Le côté vraiment sérieux et utile du magnétisme est, selon moi, sa puissance curative. Dans toutes les applications que j'en ai faites, je me suis donc uniquement préoccupé de magnétiser pour guérir, ne cherchant jamais à provoquer chez mes malades le sommeil, la double vue, la catalepsie ou l'extase.

Quand ces phénomènes se sont présentés au cours de mes magnétisations, je les ai laissés se manifester librement, saisissant ainsi une occasion de les étudier, mais je me suis bien gardé d'en faire un amusement, comme c'est l'habitude, et j'ai cherché à les utiliser au profit de la guérison que je voulais produire.

Parmi les sujets que le hasard m'a fait rencontrer, il en est un dont l'étonnante lucidité m'a non-seulement permis de faire les expériences les plus curieuses de transmission de pensée et de double vue, mais m'a fourni les moyens de mener à bien l'une des cures les plus intéressantes qu'on puisse entreprendre.

Mon sujet était une charmante jeune fille de vingt-quatre ans, Louise R***.

Depuis plusieurs années, cette malheureuse enfant dépérissait à vue d'œil sans qu'on pût donner un nom à sa maladie.

Il y avait consomption générale, et les médecins consultés, attribuant à cette cause vague, indéfinie, qu'on est convenu d'appeler *anémie*, les progrès incessants du mal, avaient prescrit comme toujours mais sans résultat, fer, quinine, huile de foie de morue, régime fortifiant, etc.....

Les parents, justement alarmés d'un état de langueur que rien ne pouvait vaincre, eurent l'heureuse pensée d'avoir recours au magnétisme.

Quand je vis Louise R***, son teint était affreusement jaune et terreux ; son œil était creux et cerné ; son front, son nez, son menton étaient couverts d'une multitude de petits points noirs, indice certaine d'un désordre interne.

Les forces musculaires faisaient absolument défaut et les troubles profonds, survenus dans la digestion et la menstruation, que d'abondantes flueurs blanches venaient encore compliquer, avaient produit un épuisement complet.

Le magnétisme eut pour premier effet de plonger Louise dans une prostration voisine de l'hébêtement.

Après chaque magnétisation, elle restait de longues heures affaissée, muette, anéantie ; si elle essayait de faire quelques pas, elle retombait aussitôt sur un siége, inerte, étourdie, semblable à un enfant habitué à boire de l'eau et auquel on aurait présenté un vin pur, généreux.

Elle était comme enivrée du fluide encore trop fort pour son sang affaibli.

Je dus modérer son action et suspendre plusieurs fois les séances de magnétisme.

Dès les premières passes, j'avais obtenu le sommeil somnambulique ; mais l'état de torpeur de la malade était tel, que la lucidité ne s'était pas de suite développée.

Trois semaines se passèrent.

Louise commença à sortir de cet engourdissement morbide ; l'état lucide survint et le magnétisme éveilla la douleur en déchirant le voile qui obscurcissait la pénétration.

L'intérieur de son corps lui apparut nettement comme dans la glace la plus pure, la plus fidèle ; elle vit l'inflammation épouvantable qui rongeait les entrailles, dévorait la matrice, et elle me déclara que, si on n'y avait porté remède, une péritonite aiguë, mortelle, était imminente.

Les douleurs devenaient de plus en plus vives pendant les séances.

L'imposition des mains causait à Louise les plus cruelles souffrances ; mes dix doigts, disait-elle, lui produisaient l'effet de dix fers rouges tombant lourdement sur une plaie vive et la fouillant en tous sens.

Mais, toujours admirablement prévoyante, lorsque des mains aussi coupables qu'inhabiles ne l'entravent pas dans ses efforts, et ne la dé-

tournent pas de son but, la nature agissait avec
précaution, mesurant son travail à la débilité de
la malade.

Une crise annoncée depuis longtemps dans le
sommeil, se produisit; les règles qui survinrent
en décidèrent l'explosion.

Louise m'expliqua d'où venait cette maladie
de matrice, qui pouvait étonner dans une jeune
fille : Formée trop jeune, à onze ans, son sang
était déjà appauvri à l'âge ordinaire de la pu-
berté chez la femme; il aurait eu besoin de
bonne heure d'être renouvelé par le mariage;
au lieu de cela, une existence concentrée, mo-
notone, absolument contraire aux aspirations
ardentes d'une nature essentiellement aimante
et active, avait épuisé la source vitale en elle.
Des pertes blanches continuelles, des règles
fréquentes, en forçant la matrice à un travail in-
cessant, avaient fait le reste.

La crise fut très forte; les douleurs inces-
santes, et les sensations de brûlure étaient si
aiguës, que j'arrêtai le magnétisme tout un
jour.

Le fluide perforait la matrice, tapissée de
boutons purulents, avec une intensité que la

jeune malade n'avait pas encore la force de supporter.

A sa prière, je lui fis appliquer sur le ventre
un cataplasme de farine de graine de lin, fait
avec de l'eau magnétisée, destiné simplement à
amollir les chairs, en les préparant à une sortie
de boutons qu'elle prévoyait.

Cette sortie eut lieu abondante, cuisante, et
causa de douloureuses démangeaisons internes
et externes ; mais la matrice provisoirement dé-
gagée, Louise se releva de cette crise déjà
moins faible et s'ordonna des ablutions froides,
afin de redonner de la vigueur à ses nerfs
abattus.

Quelques jours après, une seconde crise se
produisit ; mais cette fois, les forces revenues
permirent à Louise d'endurer le magnétisme :
nouvelle éruption de boutons plus considérable
que la première ; démangeaisons intolérables aux
parties tuméfiées.

Pendant la magnétisation, les élancements
étaient si violents que Louise écartait mes mains
avec rage ; ses bras se tordaient ; ses doigts
crispés craquaient ; une sueur froide ruisselait
sur son corps, secoué convulsivement ; des

larmes abondantes coulaient de ses yeux ; son visage se contractait nerveusement, et, au milieu de ces souffrances inouïes, elle affirmait, avec assurance et sérénité, sa guérison encore indéterminée, mais certaine !

Deux autres crises se succédèrent ainsi, toujours plus fortes à mesure que la faiblesse diminuait ; crises avec écoulements fétides, parmi lesquels se trouvaient de petites peaux minces et noirâtres, détachées de la matrice.

L'état était plus satisfaisant ; le regard reprenait un peu d'animation ; les fonctions intestinales s'accomplissaient régulièrement, et la lucidité somnambulique devenait vive, pénétrante.

Dans le cours d'une séance, Louise découvrit alors, en s'examinant comme elle en avait l'habitude, attachée aux parois de l'ovaire gauche, immobile et à demi cachée sous l'inflammation, une tumeur grosse comme une noix, mais allongée comme une amande.

Elle n'en fut pas effrayée ; si elle voyait le mal, elle voyait aussi sûrement la guérison.

Chaque crise, chaque douleur était un pas vers la santé.

Elle le comprenait si bien dans sa merveilleuse lucidité ! Son corps souffrait, mais son âme planait au dessus de la terre, admirant et bénissant cette volonté maîtresse et souveraine, dont un seul effort l'endormait d'un sommeil profond : repos bienfaisant, qui lui permettait d'endurer des tortures qu'elle n'eut jamais pu supporter éveillée !.....

Le cinquième assaut fut terrible !

Affectant toutes le même caractère, produisant toutes les mêmes résultats, ces crises ne différaient que par une intensité toujours croissante.

La matrice allait mieux ; ces éruptions cinq fois répétées, l'avaient puissamment soulagée ; l'appétit était bon, le sommeil moins agité, la vie coulait plus chaude et plus rapide dans les veines régénérées.

Un jour, après une magnétisation vigoureuse pendant laquelle Louise souffrit, au point de s'arracher les cheveux et de jeter des cris âpres, sauvages (je dus recourir à un aide pour la contenir) ; après des insufflations ardentes sur les reins et sur le côté, un choc se fit dans son corps !

C'était la tumeur qui se détachait !

Sous l'action puissante du magnétisme, Louise la sentit battre, s'agiter !

Plus de doute, elle était mobile !

Il ne restait plus qu'à vouloir le succès !

Arriva une sixième crise.

Le sang jusqu'alors à l'état d'eau rousse, commençait à s'épaissir ; les règles venaient maintenant à époques fixes.

Ce qui depuis dix ans n'était jamais arrivé !

La nature poursuivait son œuvre avec une remarquable circonspection.

Tout était prêt pour la lutte suprême ; la vie et la mort face à face, allaient se livrer un dernier combat.

Persévérant comme la nature, dont il est l'agent principal, le plus fidèle et le plus zélé, le magnétisme redoubla d'efforts.

Des grondements sourds, semblables à des plaintes inarticulées, des bruits effrayants de sonorité et de durée, se firent entendre dans l'ovaire et dans les viscères.

C'était l'ennemi, qui, forcé dans sa retraite, se décidait à abandonner la place.

En adversaire habile et implacable, le magnétisme avait attaqué la tumeur par le centre, et semblable à un fruit dont un ver ronge le cœur, celle-ci commença à se corrompre, se dissoudre, et se perdit dans des écoulements.

C'est ainsi, du moins, que Louise me dépeignit les dernières phases de la cure, et au bout d'un traitement de six mois, elle recouvra entièrement la santé.

Pendant ces six mois, Louise, dans son sommeil somnambulique, suivit pas à pas les progrès de la cure ; elle annonça d'avance les époques précises de chaque crise ; prescrivit tout ce qui pouvait améliorer son état, ou accélérer la guérison, et donna des preuves surprenantes de lucidité qui excitèrent vivement l'intérêt de toutes les personnes qui furent témoins de ces étranges phénomènes.

J'ai parlé de la Médecine.

Ce n'est point son procès que j'ai voulu faire ; je n'ai pour cela ni autorité ni compétence.

Je me suis borné à citer des faits, et j'ai laissé la parole aux maîtres eux-mêmes.

Il m'a semblé intéressant d'exposer ce que les docteurs pensent de leur science.

On ne me fera pas un crime, j'espère, d'avoir essayé de pénétrer les mystérieux arcanes dont dépendent notre santé et notre existence.

Nous ne sommes plus à ces temps de docile ignorance, où l'on admettait tout sans comprendre.

Aujourd'hui, le progrès a dépouillé la Science de sa robe et de son bonnet, et les dogmes eux-mêmes sont discutés.

On veut connaître le pourquoi de toutes choses.

Est-ce un mal?

Cette curiosité légitime, qui va fouillant un peu partout, ne contribue-t-elle pas à secouer cette poussière de préjugés et de vieux errements, qui tend à envelopper paresseusement hommes et choses?

Elle ouvre de nouveaux horizons à notre intelligence et fait justice de la routine!

Je n'ai aucun parti pris, aucun intérêt particulier en jeu.

En publiant les résultats que j'ai obtenus par l'emploi du magnétisme, je n'ai qu'un but :

attirer l'attention des hommes compétents et aussi des gens qui souffrent sur un moyen thérapeutique si peu apprécié jusqu'ici, et démontrer qu'en présence de l'insuffisance reconnue de la médecine, telle qu'elle est pratiquée de nos jours, il serait peut-être utile de se préoccuper davantage d'un élément si précieux, dont une étude sérieuse et suivie doit infailliblement nous donner la clé de mystères que nous ignorons.

Je fais suivre cet exposé de quelques notes extraites des principaux auteurs qui ont traité de la médecine.

Ces notes serviront à compléter ma pensée, à appuyer d'autorités compétentes ce que j'ai avancé, et permettront en même temps au lecteur de former son jugement et de tirer lui-même une conclusion.

Je me propose ultérieurement, sous la rubrique que j'ai adoptée : « *La Vie et la Santé ou la Médecine est-elle une science ?* » d'examiner successivement quelques-unes des questions qui, en matière de Doctrines médicales, me paraissent dignes de fixer l'attention.

Il est bon, je crois, de soumettre à un examen attentif tout ce qui intéresse directement notre existence et notre santé.

Il est également nécessaire de réagir contre certains préjugés qui ont cours.

Je compte présenter ces observations avec toute l'impartialité qu'on doit mettre dans un examen sérieux, et je parlerai avec d'autant plus de liberté et d'indépendance que je n'appartiens à aucune École.

A. BUÉ.

25, *rue Clapeyron, Paris.*

NOTES[1]

Si jamais il existe une branche du savoir humain qui ait besoin, autant qu'elle en est susceptible, de développement et de perfectionnement, c'est bien en première ligne la médecine.

(HYGEA.)

« La médecine », une science sans unité dans ses principes, sans fixité dans ses fondements, qui flotte sans boussole aux mille vents de l'expérimentation la plus arbitraire, ne saurait profiter à la pratique que par le spectacle de ses contradictions.

(Dr DAVASSE.)

« La médecine » — dit Oesterlein dans la *Revue trimestrielle de Prague*, 1860, 2e vol., en voulant tout soumettre

---

(1) Ces notes sont, en partie, recueillies dans un excellent ouvrage, traduit de l'allemand par le docteur Mouremans, et ayant pour titre : *Les Aphorismes d'Hippocrate*, par le docteur baron de Bœnninghausen.

à la science, a presque cessé de croire au pouvoir de changer les malades en gens bien portants, parce qu'elle ne peut plus croire aux miracles.

Le docteur de Grauvogl ajoute à cette observation : « Je n'aurais jamais osé, d'une plume aussi acérée, mordre et stigmatiser l'inanité et la nullité thérapeutiques de la médecine physiologique. »

On verra qu'avec l'âge, on se fortifie de plus en plus dans la conviction qu'en fait de médecine, on ne peut expliquer que peu de choses, ou même rien.

(Bacon, op. maj., VI, 1.)

Un professeur d'anatomie, en 1852, à l'ouverture de son cours, s'exprimait ainsi devant ses élèves :

« Je vous avoue franchement et avec peine que notre médecine actuelle, notre thérapeutique, n'offre rien de stable et de certain. Depuis deux mille ans elle n'a fait aucun pas, aucun mouvement ; elle n'est pas même à l'état d'embyron, car elle ne contient aucun germe de vie ; et *tant qu'une nouvelle thérapeutique basée sur d'autres fondements ou d'autres considérations, ne l'aura pas remplacée, elle restera enfouie dans les langes.* »

Incohérent assemblage d'opinions elles-mêmes incohérentes ; elle (la matière médicale) est peut-être de toutes les sciences physiologiques celle où se peignent le mieux les travers de l'esprit humain ; que dis-je ? ce n'est point une science pour un esprit méthodique, c'est un ensemble informe d'idées inexactes, d'observations souvent puériles, de formules aussi bizarrement conçues que fastidieusement assemblées.

(BICHAT, *Anat. gén.*, I, p. 46.)

———

On dit que la pratique de la médecine est rebutante ; je dis plus, elle n'est pas, sous certain rapport, celle d'un homme raisonnable, quand on en puise les principes dans la plupart des matières médicales.

(BICHAT, *Anat. génér.*, t. VI, p. 18.)

———

Une thérapeutique qui s'appuie sur le savoir-faire, au lieu d'être basée sur des principes scientifiques approfondis, n'est qu'un appareil composé de règles vagues et incompréhensibles et de réminiscences peu exactes ; elle ne vaut pas mieux que la grossière règle de l'almanach, et elle est plus pédantesque, plus prétentieuse et plus compliquée que la théorie des bergers et des charlatans.

(*Prof.* WUNDERLICH.)

———

Plus nous remontons dans l'histoire de la médecine, vers ses débuts, plus nous rencontrons d'usages mystiques et superstitieux dans la pratique. (JOCHMANN.)

En multipliant la série d'années écoulées seulement depuis la 1re de la 80e olympiade jusqu'en 1840, par celle des existences médicales qui se succédèrent depuis Hippocrate jusqu'à nous, l'on obtient un total de plusieurs millions d'années d'étude, d'essais, de discussions ; qu'ont-elles rapporté à la médecine ? Une vérité par mille erreurs, au plus. Temps perdu à rêver de présomptueux et d'insensés systèmes ; temps perdu à les propager, temps perdu à les croire et à les éprouver ; temps perdu à les combattre ; temps perdu à les ressusciter sous un autre nom, etc.... Oh ! que de temps perdu !

(Dr MUNARET, *Méd. des villes*, p. 485.)

M. le professeur Louis a dit en pleine séance académique : « J'avoue que depuis vingt ans j'ai, dans les hôpitaux, étudié tour à tour la plupart des méthodes curatives, ce qui m'a mis dans le cas de remarquer que *la plupart des méthodes offraient des résultats déplorables ;* et je leur dois la perte de personnes bien chères.

» Ce n'est point par esprit de parti, messieurs, que j'ai cessé d'en faire usage...... mais, j'ai changé parce que je voyais succomber un grand nombre de malades. »

(*Séance de l'académie de médecine
du 20 novembre 1835.*)

« Je conviens bien que la médecine a rendu à l'être souffrant le service de lui offrir des consolations *en le berçant toujours d'un chimérique espoir;* mais il faut convenir qu'une pareille utilité est loin de la relever au milieu des autres sciences naturelles, puisqu'elle semble la placer sur la ligne de l'astrologie, de la superstition et de tous les genres de charlatanisme.......

Tant que les préceptes de la médecine ne produiront pas une immense majorité de médecins heureux dans la pratique et toujours d'accord entre eux sur les moyens à opposer aux maladies, on ne pourra pas dire que la médecine est une *véritable science, et qu'elle est plus utile que nuisible* à l'humanité.

(Examen des doctrines médicales, p. 827,
Broussais.)

L'Académie de médecine de Paris ne peut elle-même dissimuler qu'on a rétrogradé dans le véritable art de guérir, à la suite de l'influence que l'anatomie pathologique a exercé dans les temps modernes.

Le rapporteur, docteur Donné, le déclare : « Nous voulons, dit-il, démontrer que l'attention exclusive qu'on donne aux études anatomiques, au diagnostic, et aux causes prochaines des maladies, a peut-être trop éloigné les praticiens de l'observation des causes générales et des moyens de les combattre. »

Tout ce qu'on appelle pratique médicale est dans le fond un mélange bizarre des restes surannés de tous les systèmes, de faits souvent mal vus et mal observés, et de routines transmises par nos pères.

(Prof. FODERA, membre de l'académie de médecine, *Histoire de quelques doctrines médicales*.)

La matière médicale est encore une collection de conclusions trompeuses, d'annonces décevantes plutôt qu'une véritable science.

(BARBIER, *Traité de mat. méd.*, p. 184).

Chaque système médical, après avoir atteint une grande vogue, est tombé, parce que chacun de ces systèmes ne représentait qu'une face de la question de haute physiologie médicale.

Prenons garde de nous laisser emporter par les fausses lueurs de cette science trompeuse qu'on nomme l'anatomie pathologique. (Dr Léon SIMON.)

La médecine ne peut existe qu'à la condition que les malades aient foi en elle et qu'ils viennent réclamer ses secours ; ce n'est pas par la théorie qu'elle vit, *c'est par la clientèle.*

> (MAGENDIE, *membre de l'Institut et de l'Académie de médecine, professeur au Collège de France, dans un de ses discours d'ouverture.*)

————————

Il faut essayer, tâtonner, rejeter ce qui nuit, garder ce qui soulage, dit M. le professeur Trousseau (dans le Journal de méd. et de chir., 1852, p. 490).

Voilà la règle de la médecine officielle.

————————

Plutarque disait : *La médecine nous fait mourir plus longtemps et plus douloureusement !*

————————

On demandait à un Lacédémonien qui l'avait fait vivre si longtemps : « L'ignorance de la médecine », répondit-il.

> (MONTAIGNE.)

————————

Les médecins, dit Hippocrate dans son ouvrage Περ δίαιτὴς ὀξέων, différent d'opinion sur les maladies aiguës au point que ce que l'un prend et donne pour utile, est regardé par un autre comme nuisible. « C'est pourquoi la médecine ressemble à la divination ; ses augures proclament le même oiseau favorable quand il vole à leur gauche, et funeste quand il passe à leur droite. »

Beaucoup de gens pensent que plus ils rassemblent de médecins autour d'eux, plus sûrement ils sont aidés. C'est une grave erreur. Je parle ici par expérience. Un médecin vaut mieux que deux, deux valent mieux que trois, et ainsi de suite ; la probabilité de la guérison diminue en raison inverse du nombre des médecins, et je crois qu'en présence de certaine surabondance de médecins, la guérison devient physiquement impossible.

(HUFELAND, *Macrobiot*, II, 15.)

Un fait d'expérimentation médicale n'est pas plutôt énoncé par Pierre qu'il est nié par Paul. C'est un spectacle de mort pour notre foi scientifique auquel nous devons nous habituer.

(A. BOSSU, rédacteur en chef de l'*Abeille médicale*, 5 août 1857.)

Aucun médecin aujourd'hui n'est assez sûr de son affaire, comme l'était jadis Asclépiade, pour déclarer perdue toute sa renommée de médecin si jamais il tombait malade lui-même.

Aujourd'hui, le médecin malade s'empresse de rechercher les conseils et l'aide d'un confrère.

Dans *la thérapeutique de nos temps*, 4ᵉ lettre, le docteur W. Stens parle de la mort d'un conseiller médical, M. le docteur Grossi de Munich. On lui tira 99 onces de sang sans compter l'application de grappes de sangsues. Il mourut faute de sang. A l'ouverture du corps, on trouva les poumons parfaitement sains ; les plus célèbres médecins avaient diagnostiqué une inflammation des poumons.

———

C'est à peine si nous connaissons les symptômes objectifs les plus grossiers, développés par les agents les plus vulgaires de notre matière médicale, et pourtant nous nous servons tous les jours de ces mêmes agents !

Soldats inexpérimentés, nous combattons à l'aveugle avec des armes à peu près inconnues ; chimistes inhabiles ou imprudents, nous versons tous les jours confusément dans l'organisme des réactifs que nous n'avons pas essayés, dont nous ignorons le plus souvent et la pureté et les caractères.

Aussi, en thérapeutique, quelle confusion ! quel gâchis ! et partant, quel scepticisme sur toute la ligne ! n'est-ce pas ici le cas de répéter avec le sage :

« *Je sais bien qu'il y a de bons remèdes, mais je ne sais s'il y a de bons médecins.* »

(Professeur Imbert-Gourbeyre, Moniteur
des hôpitaux, 3 janvier 1856.)

———

Bon nombre de nos thérapeutistes actuels semblent vouloir devenir les sectateurs de Pyrrhon, qui doutait de tout, même de sa propre existence.

(DE BOENNINGHAUSEN.)

———

Tout médecin de bonne foi sera obligé de reconnaître que les travaux des anatomo-pathologistes, pris dans leur ensemble, ont été jusqu'ici d'un bien faible secours à la pratique médicale.   (Dr Léon SIMON.)

———

Les logiciens et ceux qui jugent des maladies par leur propre entendement, sont le plus souvent homicides.

(BRÈCHE, p. 231.)

———

La science médicale est encore dans un état tel que les médecins, quand ils ont tué un homme, ne sont pas même certains que cet homme soit mort.

———

On lit dans les nouvelles Notices (1846, n° 842, p. 96) de Frariep, sous le titre de : « *Mort d'un médecin occasionnée par le remède qu'il avait prescrit à un malade*, » que le docteur Bader, vieux praticien expérimenté, prit un médicament que le malade avait refusé de prendre, parce que le pharmacien l'avait déclaré mortel, et en mourut une demi-heure après.

———

Une dame disait un jour au célèbre Petit : « Quand on est aussi grand anatomiste que vous, on doit être à même de guérir toutes les maladies. »

Il en est des médecins, répondit-il, comme des commissionnaires de place à Paris ; ils connaissent toutes les rues, mais ils ne savent pas ce qui se passe dans les maisons.

Le règlement de l'association des médecins de Paris contient l'article inqualifiable que voici : « *Tout membre qui acceptera une consultation avec un* SOMNAMBULE, MAGNÉTISEUR, HOMOEOPATHE, *ou* CHARLATAN *de la même espèce, sera considéré comme démissionnaire.*

(Dr MOUREMANS.)

Quand l'Empereur de la Chine tombe malade, on convoque les plus célèbres médecins, et chacun propose son remède. Tous ces remèdes sont ensuite mêlés ensemble et donnés au malade. Si l'Empereur guérit, on récompense également et splendidement tous les médecins ; s'il meurt, on les décapite.

(Dr QUIN, *Brit. Journ. of hom,* 1848.)

Il est de fait, mes chers confrères (que je vous dise cela entre nous) nous sommes de *grands imbéciles*, et c'est nous qui, *stupidement*, faisons la fortune de la *médecine excentrique et charlatanesque.* Nous disons sur tous les tons, nous imprimons partout et nous publions sous tous les formats, que nous ne savons rien, que nous ne pouvons rien, que nous sommes désarmés, et autres choses aussi désespérantes.

C'est très maladroit de dire cela...... Pendant que nous nions, doutons ou discutons, les autres affirment, tranchent, et le public accourt. Que voulez-vous qu'il fasse, le public? Ah! vous doutez, dit-il; ah! vous ignorez, vous autres les savants, les officiels, les académiciens. Eh bien! puisque vous ne savez ni rien me conseiller, ni rien me faire, je vais à celui qui me promet de me préserver et de me guérir. Et remarquez que le public n'est pas aussi bête qu'il en a l'air.

(AMÉDÉE-LACOUR, Union médicale.)

C'est quelquefois un véritable châtiment de la Providence que de tomber entre les mains des médecins, qui vous exécutent *savamment, consciencieusement* et *promptement.*

(Dr DEBREYNE, Essai anal. et synt.
sur les élém. morb., p. 336.)

A quoi sert la connaissance spéciale des maladies, si nous ne possédons en même temps une connaissance spéciale des propriétés des remèdes? Le manque d'une pharmacologie de ce genre est précisément la cause de la faiblesse de l'allopathie dans l'art de guérir, tandis que cette école est si grande comme science.

(Le professeur WEBER.)

La médecine moderne connaît les maladies, mais elle ne les guérit pas, et, plus elle réussit à approfondir la nature de la maladie, plus l'abîme entre elle et la thérapeutique devient large. (Dr A.-C. NEUMANN.)

A aucune époque, les modes de traitement des diverses maladies n'ont autant différé que de nos jours ; à aucune époque, la thérapeutique n'eut si peu de principes et ne fut aussi douteuse et incertaine que maintenant.

(Dr BONORDEN, Gaz. méd. prus., 1862.)

Dans sa leçon du 16 février 1846, M. Magendie s'écriait au Collège de France :

« Sachez-le bien, la maladie suit le plus habituellement sa marche sans être influencée par la médication dirigée contre elle...... si même je disais ma pensée tout entière, j'ajouterais, que c'est *surtout dans les services où la médecine est le plus active que la mortalité est le plus considérable.* »

L'orgueil, qui consiste à croire qu'on a atteint à la perfection, fut de tout temps la peste de la médecine. Ne cachons jamais à nous-mêmes que nous ignorons une infinité de choses. Nous n'avons pas encore de physiologie; nous ne savons pas ce que c'est que la maladie. Nous ignorons comment les remèdes agissent, comment les maladies se guérissent. (Dr Hecker.)

Qu'il me soit permis de dire combien la pathologie est encore arriérée, puisqu'elle en est à considérer généralement comme maladie l'altération anatomique des organes, qui n'est autre chose que le symptôme matériel de la maladie. (Dr Magnan.)

L'allopathie trouve son dogme dans l'aphorisme 22 du livre II d'Hippocrate : « L'art de guérir consiste dans l'addition et la soustraction : la soustraction des choses superflues et l'addition des choses qui manquent; » exemple : La faim guérie par l'aliment.

Les maladies qui proviennent de plénitude sont guéries par évacuation; celles qui proviennent de vacuité, par réplétion, et, en général, *les contraires par les contraires.*

L'organisme vivant n'est pas un automate inanimé, artistement construit, qu'on puisse, selon les besoins, démonter, nettoyer et graisser comme une montre.

Les vrais ressorts de notre organisation, ne sont pas ces muscles, ces veines, ces artères, que l'on décrit avec tant d'exactitude et de soins. Il réside des forces intérieures dans les corps organisés, qui ne suivent pas du tout les lois de la mécanique grossière que nous avons imaginées, et auxquelles nous voudrions tout réduire.

(BUFFON.)

Toute maladie ne doit être recherchée que dans la force vitale ; elle n'est, par conséquent, pas de nature matérielle, mais dynamique.

Les changements matériels qui accompagnent la maladie ont leur vraie et unique cause (tout comme la décomposition après la mort) dans la diminution ou dans une réduction de la domination de la force vitale sur la matière ; ils ne doivent donc être considérés que comme le produit de la maladie dynamique.

Les phénomènes morbifiques se réduisent tous en dernière analyse à des altérations diverses des forces vitales, et l'action des remèdes doit évidemment se réduire aussi à ramener les altérations de ces forces à l'ordre naturel.

(BICHAT, *Anat. gén.*, p. 10.)

Les névroses ne sont absolument que des migrations simples de tension, amenant des douleurs souvent cruelles, mais dont la puissance éphémère ne peut aller jusqu'à enflammer les tissus et leur faire subir un changement mécanique stable, comme dans l'irritation qui amène l'inflammation, la suppuration, la gangrène, etc.....

———

Durant deux siècles, l'âcreté des humeurs inventée par le raisonnement, ainsi que beaucoup d'autres erreurs, a passé pour une vérité, quoique jamais la moindre apparence de preuve n'en ait constaté l'existence.

(HECKER.)

———

Les actes pathologiques ne sont pas autre chose qu'une tension organique déplacée, et indument accumulée sur un point de l'organisme.

———

Le seul nom de pleurésie, ainsi que l'habitude de traiter cette maladie selon son nom plutôt que selon ses divers caractères, ont coûté la vie à des milliers d'hommes.

(HUFELAND.)

———

Celui qui me voit donner un remède aujourd'hui, un autre demain, un autre après-demain, s'aperçoit que j'hésite dans ma cure (car moi aussi, je suis un homme faible); mais si l'on me voit mêler deux ou trois choses dans la même ordonnance (ce qui m'arriva quelquefois jadis), on peut dire hardiment : Cet homme est dans l'embarras, il ne sait pas bien ce qu'il veut.— Il bronche ; — s'il savait que l'un des remèdes est le bon, il n'y ajouterait ni le second ni le troisième. (HAHNEMANN.)

Les allopathes, et il faut malheureusement bien l'avouer beaucoup d'homœopathes aussi, ne peuvent jusqu'à ce jour se débarrasser de ce préjugé que les lésions externes doivent être traitées par des remèdes externes. Ils s'imaginent, contrairement à ce qui se confirme partout et sans exception, que l'activité de la force vitale ne peut et ne doit pas seule opérer la guérison ; que l'usage interne du médicament n'agit pas plus directement sur cette force que l'application externe.

(DE BOENNINGHAUSEN.)

La médecine ne consiste pas dans la science d'opposer au trouble de la maladie le trouble du médicament.

(J. DE MÉNESTROL, p. 42.)

Si le remède est plus violent que la maladie, on peut guérir la maladie, mais on affaiblit le patient par la guérison, et l'on diminue sa longévité plus que la maladie ne ne l'aurait fait. (HUFELAND, *Macrobiot*, II, 15.)

Les palliatifs, après l'effet premier opposé aux symptômes, laissent un effet réactif similaire au mal principal ; c'est pourquoi ils nuisent tant dans les maladies chroniques et rendent le mal plus rebelle encore.

———

Tâter le pouls et examiner la langue n'est aujourd'hui parmi les médecins qu'un mode ou une habitude traditionnelle, qu'on ne néglige chez aucun malade, qu'il y ait fièvre ou non. (Dr MOUREMANS.)

———

Quand on succombe à la suite de l'inflammation pustulente ou dartreuse, ce n'est pas par la peau que l'on meurt, mais par des phlegmasies viscérales.

(BROUSSAIS.)

———

La mort corporelle n'est réellement arrivée que lorsque la force vitale est éteinte, et que, par suite, il n'existe plus d'obstacle à la décomposition chimique que nous appelons putréfaction.

Hufeland a prouvé que tous les signes de la mort qu'on avait adoptés jusqu'alors, au nombre de dix, sont trompeurs, et que le commencement de la putréfaction réelle et générale est le seul signe certain de la mort.

———

Toutes les guérisons s'opèrent par la force de la nature. Conséquence de la réaction.

(JOUBERT, *Paradox.*, 4, 224.)

Pour le plus grand nombre des médicaments, on écrit mieux la suscription qu'on ne les fait parvenir à leur adresse. Sur la route qu'ils ont à parcourir, les relais, à l'exception peut-être des premiers, ne sont nullement organisés comme ils devraient l'être.   (LICHTENBERG.)

Dans les temps les plus reculés même, on a reconnu que les médicaments, en général, étaient nuisibles (*voir* CELSE). Néanmoins, et chaque médecin sait cela, on s'est donné, de tout temps, fort peu de peine pour déterminer, au moyen d'expériences précises, la quantité qu'il faut de ces matières nuisibles pour guérir une maladie sans causer de dommage ailleurs.   (DE BOENNINGHAUSEN.)

Le vieux et vrai proverbe : Les extrêmes se touchent ! est parfaitement applicable à la médecine pratique d'aujourd'hui.

Pour triompher d'une maladie, les uns emploient des seaux d'huile de poisson et des barriques de Zittmann ; les autres administrent des substances, telles que les alcaloïdes, si fort à la mode, dont le malade ne supporte qu'un quart ou un dixième de grain tout au plus, et qui, à la moindre erreur, mettent la vie en danger. Ce n'est cependant pas là le seul caractère dangereux de ces poisons qui devraient à juste titre faire reculer devant leur emploi — c'est aussi et surtout *l'incertitude de leur effet.*

Les médicaments agissent d'une façon diverse sur les différentes organisations animales.

La noix vomique en quantité est supportée par le porc et tue l'homme.

L'aconit tue les vaches, les moutons et les chèvres, et ne produit pas d'effet sur les chevaux et les chiens.

Le cheval supporte de fortes doses *d'arsenic* et succombe à une faible dose de *phosphore.*

Le cerfeuil sauvage tue les vaches et n'incommode pas les ânes.

Le poivre est un violent poison pour les porcs.

La semence de *persil* tue la plupart des oiseaux.

L'aloès est un poison énergique pour les chiens et les renards.

Toutes les substances agissent de même, différemment, sur les hommes non-seulement en raison de leur âge, de leur état de santé, mais surtout de leur tempérament ; de là, l'extrême danger de l'emploi des remèdes à hautes doses. Ce n'est que la quantité qui constitue *le poison,* a dit Paracelse.

On ne se demande pas quel minimum d'un médicament (c'est-à-dire *d'une matière nuisible à l'organisme*) suffit pour produire un changement bienfaisant dans l'état de souffrance du malade, on veut uniquement savoir quel maximum de chaque substance nuisible l'homme peut supporter sans périr et sans en devenir plus malade. L'almanach de poche des médecins et chirurgiens donne la liste *des plus hautes doses médicinales.*

C'est par une grossière erreur d'analogie qu'on a toujours conclu de la masse des aliments à la masse des remèdes, car leur but est essentiellement distinct; ceux-là doivent présenter de la matière pour reconstituer le corps; à ceux-ci on ne demande rien de leur matière, mais bien la force qu'elle recèle.

Il est d'usage de calculer la durée de l'effet de chaque médicament sur la durée de la digestion. Cette coutume est fondée sur l'opinion erronée que le remède doit être digéré comme un aliment. L'estomac n'a cependant pas le don de séparer les matières médicamenteuses de celles qui ne le sont pas.

Hérophile (300 ans avant Jésus-Christ) prenait les causes des maladies pour un composé quelconque; il jugeait donc nécessaire de leur opposer des remèdes composés spécifiques. C'est de cette époque que datent les prescriptions composées, si absurdement surchargées.

Le vieux docteur Meckel, de Hall, avait l'habitude de dire : « Quand je veux m'amuser, je vais dans les pharmacies lire les prescriptions, ce qui me rend plus gai que les comédies et les recueils d'anecdotes. »

On a préconisé contre le choléra presque tous les agents dont la thérapeutique dispose.

On a calculé que les différents moyens employés s'étaient élevés à près de *mille huit cents*.   (Dr GRISOLLE.)

Le traitement de la dyssenterie est presque aussi *riche* et aussi *varié* que celui du choléra.   (Dr VALLEIX.)

L'expérience a fait connaître que la plupart des remèdes, qu'on avait préconisés comme *anti-dyssentériques*, sont si loin de mériter ce titre, qu'employés indistinctement, *ils seraient nuisibles dans les neuf dixièmes des cas.*

(*Dictionnaire de médecine*, p. 569.)

On donne aujourd'hui la *digitale* presque partout et en doses excessives. Ce remède est un de ceux qui, plus que tous les autres, paralyse la réaction de la force vitale et neutralise l'effet des autres médicaments, surtout lorsqu'on l'emploie antipathiquement, c'est-à-dire dans le cas où le pouls est rapide.

En voyant quelquefois des enfants inondés de mercure, on se rappelle involontairement les procédés pour éteindre le feu, qui, par l'emploi de trop grandes quantités d'eau, font plus de mal que l'incendie lui-même.

(KOPP, p. 117, notes.)

Le sulfate de quinine provoque, selon MM. Fabre, Trousseau et Pidoux, de *violentes gastrites* et de *fortes gastralgies*; d'après le Dictionnaire de médecine, il provoque des *gastrites chroniques* et des *diarrhées*; selon MM. Trousseau, Bretonneau et Duchesne, des *surdités* lentes ou subites et souvent incurables; et, suivant le docteur Valleix, *une ivresse quinique*, qui annonce que le danger devient grand.

Après le jus de pavot, il n'y a pas de substance dont on n'ait fait, au détriment de l'humanité, un abus plus grand et plus fréquent que l'écorce de quinquina, *or, le quinquina produit des phthisies et des hydropisies.*

Quel terrible abus de *l'iode* on fait pour le traitement des indurations, qu'elles affectent la peau, les muscles, les os ou les glandes !

Ce remède, extrêmement vigoureux et pénétrant, est tellement *à la mode,* que sur vingt personnes en traitement pour ces maladies, on peut assurer que dix-neuf sont traitées par l'iode avec abondance.

Extrait de la nomenclature de l'arsenal allopathique, d'après le Dictionnaire de médecine de Littré et Robin :

Purgation. — Irritation plus ou moins vive et passagère des voies alimentaires (dérivation).

Sinapisme. — Cataplasme dont la moutarde fait la base, et qu'on applique pour déterminer la rubéfaction et produire une excitation générale ou une révulsion.

Séton. — Mèche cylindrique de coton qu'on passe avec une aiguille à travers la peau et le tissu cellulaire pour entretenir un exutoire.

Vésicatoire. — Nom donné à des topiques qui, appliqués sur la peau, déterminent une sécrétion séreuse, par laquelle l'épiderme est soulevé de manière à former une ampoule. *On arrache la peau,* si l'on veut produire une irritation plus vive et plus durable.

Ventouses. — Sèche et scarifiée.

Saignée et Sangsues. — Évacuation d'une certaine quantité de sang *provoquée par l'art.*

Cautères. — Agent dont on se sert *pour désorganiser une portion plus ou moins étendue et plus ou moins profonde des tissus organiques,* et la convertir en escarre.

Le *cautère actuel* est ainsi nommé parce qu'il brûle immédiatement; c'est un instrument de fer qu'on fait rougir au feu, et qu'on applique sur une tumeur ou sur une plaie.

Le *cautère potentiel*, quoique très énergique, n'agit que quelqne temps après son application, et *désorganise les tissus* en vertu de ses propriétés chimiques.

Tels sont les alcalis caustiques.

Dans le *cautère actuel,* on distingue la pointe de feu, le bouton de feu, le couteau de feu, la plaque de feu, le cautère en roseau, la couronne de feu.

Ces corps métalliques cautérisent plus ou moins profondément, suivant qu'on les fait plus ou moins rougir par l'action du feu; de là la distinction du *rouge obscur,* du *rouge cerise* et du *rouge blanc* ou *incandescent.*

Moxa. — Les moxas se font avec du coton cardé, dont on forme un petit cylindre de 14 à 48 millimètres de hauteur sur 9 à 11 de diamètre, entouré d'une bandelette de toile que l'on serre de manière que le cylindre ait une certaine consistance.

Le moxa est mis sur la partie qu'on veut brûler et maintenu par de petites pinces. On souffle pour entretenir l'ignition, soit avec la bouche, soit avec un soufflet ou un chalumeau courbé, et l'on a soin de tenir un linge mouillé appliqué autour du lieu où brûle le moxa pour préserver ces parties des étincelles.

A mesure que la combustion avance, la chaleur devient plus vive, on entend l'épiderme craquer, la peau se ride, jaunit, grille, et finit par prendre une teinte charbonnée.

C'est à tort que l'on a conseillé d'appliquer immédiatement quelques topiques propres à arrêter la marche de l'inflammation ; *ce serait neutraliser les bons effets* que l'on se propose par le moxa.

Ce mode de cautérisation est spécialement employé *pour exciter fortement le système nerveux,* changer le siège d'une irritation, produire une dérivation, etc.

Ne dirait-on pas, en lisant ce qui précède, que ces pages sont extraites de quelque lugubre histoire de la Torture ou des mystères de l'Inquisition ?.....

Les anciens croyaient et on le croit encore, que les humeurs chassées dans les intestins par les purgatifs, ne contenaient que des impuretés, et que leur évacuation était de la plus haute utilité ; mais nous le savons maintenant, la masse principale de ces humeurs est d'une part indispensable à la conservation du corps, et d'autre part les matières nuisibles, s'il y en a qui y sont mêlées, ne s'en séparent point par ce moyen. On évacue donc en même temps les matières nuisibles et les matières utiles, et ces dernières en plus grande quantité.

Vous perdez, en vous purgeant, des sucs nourriciers ; cette perte vous affaiblit plus que ne le ferait quelques jours d'une diète très sévère ; à l'irritation des organes digestifs succède une plus grande faiblesse, ou une inflammation lente et toujours dangereuse.

(Dr BIGEON.)

L'usage des purgatifs est lui-même cause de constipation, et cela d'après la loi de réaction si universelle-
ment applicable dans l'économie ; loin donc de modifier
heureusement la constipation, les purgatifs l'augmen-
teront et finiront par la rendre presque invincible.

(TROUSSEAU et PIDOUX.)

On peut établir formellement que le vésicatoire est
souvent une cause des gourmes ; nous avons, OBÉISSANT A LA
ROUTINE, à des théories même, appliqué des vésicatoires
à demeure. *Nous avons eu souvent à nous en repentir* ; nous
avons eu bien rarement à nous en louer.

(TROUSSEAU et PIDOUX.)

Chez les personnes facilement irritables, dont la peau
a été recouverte de vésicatoires trop larges, on voit se
manifester la suppression ou la rétention d'urine, une
cystite ou une néphrite aiguë, des métrites, etc...

(*Manuel de thérapeutique et de matière
médicale*, TROUSSEAU et PIDOUX.)

Les révulsifs sont les ressources de l'ignorance qui ne
sait que faire, et de la science à bout de moyens.

(BOUSQUET.)

Le séton est un moyen thérapeutique mis en usage depuis plusieurs siècles, et cependant la médecine officielle ne sait pas encore en préciser les indications.

Pour M. Marchal de Calvi, *c'est un moyen routinier appliqué sans discernement.*

Selon le professeur Malgaigne, le séton convient *quand on ne sait à quoi l'on a affaire* et *quand on ne sait que faire.*

« A la Faculté, dit-il, on discutait, il y a quelques jours, le sujet d'un mémoire pour le prix Corvisart ; je proposai le séton. — Eh ! où voulez-vous qu'on étudie cela, me fut-il objecté : est-ce dans votre service. — Oh ! non, répondis-je. Mes collègues firent des réponses analogues à la mienne. Un seul me confia qu'il en appliquait quelquefois. — *Ce n'est pas,* ajouta-t-il, *que j'y croie beaucoup, mais c'est un moyen qui agit sur l'imagination des malades ; il produit un effet moral.*

(Séance de l'Académie de médecine,
nov. 1855.)

Les opérations doivent toujours être regardées comme une preuve de l'imperfection de l'art médical.

(Hunter.)

« Dites combien je déplore cette chirurgie sans principes, qui croit que l'art autorise tout ce que l'anatomie permet. »

(Paroles de Dupuytren à son lit de mort.)

Une livre d'onguent ne produit pas un grain de chair saine.   (AMBROISE PARÉ.)

De la chimie dans ses rapports avec la médecine. — Berzélius soutient expressément que les éléments chimiques du corps vivant obéissent à des lois non-seulement modifiées, mais très différentes.

Rudolphi, Adelon, Tiedemann, Barclay, Pritchard, Flescher, et plusieurs autres médecins penseurs et expérimentés, ont nié la présence dans le corps vivant d'effets purement chimiques.

Pour la chimie, il y a quatre éléments : l'azote, le carbone, l'oxigène, l'hydrogène, qui nous rappellent les degrés intermédiaires adoptés par Galien pour le chaud, le froid, le sec, l'humide, et les quatre fleuves du paradis terrestre. Ces erreurs dureront-elles quinze siècles comme les premières ?

Ce n'est pas de la chimie qu'il faut attendre le perfectionnement de la médecine.   (SYDENHAM.)

Les forces médicinales sont des forces *immatérielles* qui resteront un mystère éternel pour la physique et la chimie.

———

Les molécules qui forment les solides du corps humain étant associées en vertu d'une affinité spéciale dite vitale, et que les chimistes n'ont pas en main, comment ces chimistes peuvent-ils prétendre faire une analyse de ces solides? Ils ne font que les détruire.   (ADELON.)

———

M. le docteur Gay, de Montpellier, a publié « *le Formulaire des médicaments agréables* », destiné à être employé dans la pratique privée, lorsqu'un patient veut absolument que son médecin lui prescrive une ordonnance.

———

Aphorisme 47, livre VI°, d'Hippocrate : « Ceux à qui la saignée ou la purgation convient doivent être saignés ou purgés au printemps. » Cette absurdité, qui a détruit mainte belle santé et tué bien du monde, a cessé de nos temps, quoique les saignées et les purgations existent encore. Leur place est occupée aujourd'hui par les cures aux eaux minérales, lesquelles sont beaucoup plus coûteuses.

———

En tirant du sang, on dégorge *mécaniquement* la partie congestionnée ; mais par les saignées, soit locales, soit générales, on ne détruit, en aucune façon, CETTE AUTRE CAUSE INCONNUE, sous l'influence de laquelle un organe s'est congestionné.

Vainement alors multiplierait-on les émissions sanguines, il ne resterait qu'une seule goutte de sang dans l'économie, qu'en dépit des saignées, elle fluerait là où l'appellerait la cause stimulante ; c'est donc cette cause, bien plus que la congestion, qui n'est qu'un simple effet, qu'il s'agirait de connaître et de combattre.

(Professeur ANDRAL, Clinique médicale,
t. IV, p. 499.)

Borden appelle le sang une *chair coulante*.

Harvey dit que le *sang* est le premier à vivre et le dernier à mourir.

Si la vie ne s'entretient que par la nutrition, et si le principal élément de la nutrition c'est le sang, n'est-il pas évident qu'en diminuant la masse du sang, on affaiblit l'élément vital, on amoindrit la vie ?

Dans le langage populaire les mots *vie* et *sang* sont deux mots synonymes.

La religion et la physiologie pensent, comme le peuple, que le sang est la vie elle-même.

« La vie de toute chair est dans le sang », dit Moïse dans le Lévitique.

Si, dans les temps modernes, la physiologie a démontré de la manière la plus concluante,

Que, dans les maladies inflammatoires, la substance filamenteuse du sang augmente et ne diminue pas par la saignée, tandis que le nombre des globules de sang diminue ;

Que le sang est le principal véhicule de la force vitale, qui est lésée et perd de sa capacité de réaction par chaque soustraction de sang ;

Et qu'enfin des chiffres irrécusables, résultant d'expériences comparatives (faites dans l'hôpital de Vienne et dans quelques hôpitaux français), ont prouvé qu'un traitement des maladies inflammatoires par la saignée a eu pour conséquence une maladie considérablement plus grande ,

Il n'est plus possible de justifier, devant la science, la saignée telle qu'on continue encore aujourd'hui de la pratiquer. (GOLDSCHMID.)

Mélampe raconte que l'ibis, quand il est constipé, s'administre avec son long bec un lavement d'eau du Nil, et que l'hippopotame, pour se saigner, frotte sa queue contre les roseaux jusqu'à ce que le sang coule. Depuis, les médecins ordonnèrent l'un et l'autre.

(Conf. Pline, VIII, 41.)

La saignée jusqu'au blanc est le *knout* de la thérapeutique ; elle met *ceux qu'elle n'a pas tués* dans l'impossibilité de présenter des sympômes pendant quelque temps.

(Professeur LORDAT, *de l'École de Montpellier.*)

D'après la *Gazette médicale de Paris*, 1839, V. p. 137, Broussais traita dans un hôpital de Paris, au moyen de ses saignées habituelles, 219 malades pneumoniques, dont 137 moururent immédiatement ; les autres mirent un temps énorme à réparer leurs forces.

Il résulte de faits cliniques, dit Copemann dans son *Traitement de l'apoplexie*, que la saignée agit si peu en cas d'apoplexie, qu'elle mérite à peine le nom de remède ; que le traitement sans saignée est le plus efficace et que la mortalité augmente en raison du nombre des saignées : plus la perte de sang est considérable, plus la mortalité est grande.

Les congestions sont dues *à des phénomènes essentiellement vitaux.* Elles sont indépendantes de la quantité plus ou moins grande de sang. La preuve en est en ce qu'elles *surviennent le plus fréquemment* chez *les sujets les plus débiles, chez ceux où, en même temps, la quantité de sang est la moins considérable.*

(DUBOIS, *Pathologie générale.*)

Les pléthoriques devront avoir recóurs le moins possible à la saignée, car les saignées répétées ont l'inconvénient d'*activer* la sanguification, et par conséquent d'être une cause éloignée de pléthore.

(Professeur Grisolle, *Pathologie,* p. 163.)

———

Depuis notre abandon des vieilles doctrines, nous avions toujours espéré que la saignée serait un jour considérée par la loi civile comme une tentative d'assassinat, et punie en conséquence. (Dr Taxil.)

———

Parmi les expériences difficiles en fait de médecine, celles qui sont relatives à l'effet des sources et des bains sont les plus difficiles et partant les plus incertaines.

(Dr Hertz, *Les Eaux minérales artificielles,* p. 153.)

———

Si l'on demandait à beaucoup de médecins sur quelles données ils se fondent pour préférer certains établissements à certains autres, pour choisir dans chacun d'eux une source, à l'exclusion de sa voisine qui a souvent la plus grande analogie de température et de composition chimique, ils seraient certainement embarrassés pour répondre d'une manière satisfaisante, et, au lieu de résultats précis, déduits de faits rigoureusement observés, on les verrait forcés de s'en tenir à des opinions vagues, trop souvent fondées sur les croyances populaires.

« *Ce fut un jour la mode* » dit J.-J. Rousseau dans ses *Confessions*, d'employer l'eau comme remède pour tout. Je m'y livrais avec si peu de prudence qu'elle faillit me délivrer, non de mes souffrances, mais de la vie.

Continué pendant longtemps, le traitement hydrothérapique use la vie qu'il devrait conserver ; c'est une manière de vivre avec énergie, mais de vivre vite. J'ai été souvent frappé de la rapidité avec laquelle ont vieilli les adorateurs passionnés de l'eau froide.

(Dr Léon Simon.)

Hufeland, ce médecin expérimenté, comptait parmi les meilleurs moyens *de s'inoculer prématurément la vieillesse*, le système de s'endurcir par de longs et de fréquents bains d'eau glacée.

C'est presque toujours le sort des inventions de l'esprit humain que, dès leur naissance, elles doivent, comme objets de mode, servir de base à toutes sortes de théories

et de spéculations, dont on rit par la suite aussitôt qu'on
rectifie les expériences faites.

(SPRENGEL, *Histoire de la médecine,*
t. Iᵉʳ, p. 492.)

Chacun peut avoir ses vues et ses opinions, mais chacun
n'a pas une vérité à lui; il n'y a qu'une vérité pour tous,
et le but de tous les hommes de cœur est d'atteindre à
cette vérité.   (J.-W. SCHMITZ.)

L'observateur ne doit observer la nature que par la nature elle-même.   (ZIMMERMANN, III, 2, 106.)

Il ne faut point juger ce qui est possible et ce qui ne
l'est pas, selon ce qui est croyable ou incroyable à notre
sens. C'est une grande faute, en laquelle la plupart des
hommes tombent, de faire difficulté de croire d'autrui
ce qu'eux ne sauraient ni ne voudraient faire.

(MONTAIGNE.)

Fulton venait de découvrir l'application de la vapeur.
C'était en 1805. Napoléon soumit la question à l'Institut
français, qui se prononça négativement, à l'unanimité, en

traitant l'inventeur de visionnaire et l'invention de folie, d'aberration d'esprit et d'absurdité. C'est le sort de toutes les idées nouvelles.

Il en est de toute nouvelle vérité, dit Voltaire, comme des ambassadeurs d'États civilisés aux cours des barbares : ils ne sont appréciés qu'après beaucoup d'obstacles et d'insultes.

Immuabilité de la nature ! Tandis que les jugements des hommes, produits de l'imagination, seront emportés par le temps, les jugements de la nature ne périront qu'avec la nature.

Depuis que nous avons vu qu'on voyage avec la vapeur, que l'on parle avec l'éclair et que l'on peint avec le soleil, ce qu'il y a cinquante ans, on aurait traité de folie, nous n'avons plus le droit de nous borner à nier une expérience ; nous avons seulement la faculté d'en demander la preuve par l'expérimentation.

Un orgueilleux scepticisme qui rejette des faits sans vouloir les approfondir est, dans certains cas, plus pernicieux que la crédulité la plus légère.

(HUMBOLDT, *Cosmos*.)

Les corps savants, au lieu de prendre l'initiative du progrès, s'efforcent sans cesse de lutter contre l'invasion des idées nouvelles dans le domaine officiel.

Nous trouvons cet aveu dans la bouche de M. le professeur Bouillaud :

« Non, dit-il, il n'est permis à personne d'inventer impunément quelque grande vérité, *surtout quand cette vérité est en opposition avec les idées généralement reçues et enseignées par les hommes qui occupent de hautes positions.* Plus la réforme est grande et fondamentale, plus les intérêts et les opinions qu'elle choque, sont nombreux, plus aussi l'opposition qu'elle rencontre est grande elle-même. »

Il faudrait bien peu connaître les passions humaines, pour exiger que les hommes qui dirigent pour ainsi dire la science, qui en sont les princes, comme on dit, veuillent reconnaître et convenir que la science a pu marcher sans eux.   (Dr Magnan.)

Le progrès dans la science, sans même être favorisé en haut lieu, serait beaucoup plus grand encore, si la liberté de la science, proclamée partout et par tout le monde, était devenu une vérité universelle au lieu d'être restée un vain mot.

Arago disait : Où en serions-nous, si nous nous mettions à nier ce que nous ne pouvons expliquer.

Sydenham disait, en parlant du fameux système de Newton : « C'est singulier ! toutes les grandes choses ont été repoussées, méconnues à leur origine ; les idées de Newton seules font exception à cette règle ! est-ce qu'il y aurait quelque grosse erreur cachée sous ce système? »

Cette réflexion judicieuse peut s'appliquer également à Jenner et à la vaccine.

Une idée, une vérité, une découverte ne peuvent naître à la lumière sans que les passions les plus odieuses s'emparent de l'idée pour la travestir, des hommes qui la personnifient pour les persécuter, des faits qui la proclament pour les nier. Il y a plus, c'est que, avant de triompher, il faut à toute idée nouvelle traverser l'épreuve de la moquerie, et subir celle du ridicule, cette première torture de la vérité.

Ceci peut s'appliquer au magnétisme, si souvent méconnu et ridiculisé par ses adversaires.

(Professeur d'AMADOR.)

Quand Pythagore, disait le spirituel Lichtenberg, eut trouvé le théorème qui porte son nom, il offrit une hécatombe aux dieux ; depuis lors, toutes les bêtes se mettent à braire chaque fois qu'elles entendent parler d'une nouvelle invention.

Il n'**y** a qu'une science, celle de la vie, *une* comme Dieu est *un*. La science médicale ignore ce que c'est que la vie ; elle ignore ce que c'est que le mal, n'en constatant que les ravages : aussi que de maladies dans le catalogue médical !

La vie ne répond que lorsqu'elle est interrogée par la vie. (Dr C. W. WOLF.)

La **vie** ne marche point par saccades, par solutions de continuité, mais par une succession régulière, légitime, des générations. Il n'y a pas d'autre vie que celle par succession ; et, en dehors des forces attachées d'une manière permanente à la matière, il doit exister une force continue qui passe de membre en membre. L'origine de celle-ci n'est pas trouvée par voie empirique ; mais c'est une lacune qui ne nous autorise pas à en nier l'existence. (VIRCHOW.)

Partout et toujours, nous rencontrons dans la nature la réaction de la force vitale contre les actions venant de l'extérieur.

Le principe vital a pour base le MOUVEMENT (*ignis*), qui se manifeste à nous par des condensations principales, appelées électricité, chaleur, lumière, magnétisme, etc …

Voilà la vraie physiologie de l'avenir.

———

Dans la nature, l'électricité n'est qu'un détail, comme dans le spectre solaire le rouge n'est qu'une nuance.

La vie n'est pas plus basée sur l'électricité que le spectre solaire n'est basé sur une seule couleur. De même que le spectre contient du jaune et du bleu, de même aussi la vie contient de la chaleur et de la lumière, et, ce qui est bien plus important, les condensations, les antagonismes, les variations et les tonalisations de ces modalités.

———

Le mal de dents est une accumulation de mouvement sous l'impression d'une vive affection de l'âme, colère, amour, etc., ou sous l'impression d'un agent extérieur, le froid, le chaud, le vent, favorisés par un obstacle, *la Carie*, qui apporte une difficulté à la libre communication du mouvement. Le même fait se passe dans les piles thermo-électriques qui s'électrisent sous l'influence d'une chaleur extérieure arrêtée par l'obstacle des soudures.

(LOUIS LUCAS.)

———

Une crampe est comme la flamme, un choc de mouvement ; les toiles métalliques détruisent la flamme comme le métal détruit la crampe. Les métaux possèdent la propriété de faire cesser presqu'instantanément les crampes des cholériques, épileptiques, etc.... Ce sont des conductions du mouvement rendues plus faciles par l'application d'un métal condensateur.

(LOUIS LUCAS.)

William Maxwel, médecin de Charles II, roi d'Angleterre, disait :

Celui qui est capable de mettre en mouvement SON ESPRIT VITAL (électricité animale) et d'influer ainsi sur un autre individu en agissant sur SON ESPRIT VITAL, peut, au moyen de L'ESPRIT VITAL UNIVERSEL, guérir toutes sortes de maladies.

Poitiers. Impr. génér. de l'Ouest. — Paris, 103, rue Montmartre. 2274.

CHEZ LE MÊME ÉDITEUR

Les Préjugés populaires sur les maladies de l'enfance, par le Dr Emile BESSIÈRES. 1 vol. in-18. . . . . , ... 1 »

Conseils aux asthmatiques et aux catharreux, par un malade qui ne l'est plus. 1 vol. grand in-18. . . . . 1 »

Charlatanisme de la médecine, son ignorance et ses dangers dévoilés, par le zouave JACOB. Brochure in-8. . . . . 1 50

Hygiène du zouave Jacob.
L'ouvrage formera 2 volumes in-8 divisés en 4 parties. . 10 »
Chaque partie se vend séparément. 2 50
Les 2 premières parties ont paru.

Les Mystères de la Génération et la vie sexuelle de l'homme. Étude de médecine populaire, par le Dr O. KRESS. 1 volume in-8, illustré de 68 dessins, de 5 planches anatomiques et de photolithographies artistiques, broché. 7 50
Relié en toile pleine. . . . . 10 »

Des soins à donner aux bébés, par le Dr A. LAURENT, 1 vol. in-18. 1 »

La Sauvegarde personnelle contre les maladies vénériennes, par le Dr LAURENTINUS, de Leipzig. Conseils médicaux pour connaître, soigner et guérir toutes les maladies des organes sexuels contractés en conséquences de vices secrets de jeunesse, d'excès vénériens ou par contagions; avec observations pratiques sur l'impuissance précoce, la stérilité de la femme et leur guérison. Considérablement augmentée et améliorée sur la base de l'ouvrage du Dr *La Mert*, avec le concours de plusieurs médecins praticiens. Traduit de l'allemand, sur la 37e édition originale, par le Dr Alexandre *Ribuel*, avec 60 figures anatomiques explicatives. 1 vol. grand in-18. . . . . 5 »

L'Art de soigner les malades, conseils pratiques, par le Dr S.-E. MAURIN. 1 vol. in-18. . . . . 1 »

Hygiène de la femme. Physiologie, pathologie et morale, par Mme *Adelaïde* ROSSETTI, née Audiffredi, 2e édition. 1 vol. grand in-18. . . . . 3 50

Jeunesse et beauté par les plantes et les fleurs, par Mme THOMAS. 2e édition. 1 vol. grand in-18. . . . . 3 »

Poitiers. — Impr. génér. de l'Ouest. — 2274.

www.ingramcontent.com/pod-product-compliance
Ingram Content Group UK Ltd.
Pitfield, Milton Keynes, MK11 3LW, UK
UKHW020205130726
13696UKWH00002B/716